CARE
Good Care ,
Good Living

CARE
Good Care ,
Good Living

植牙的一生

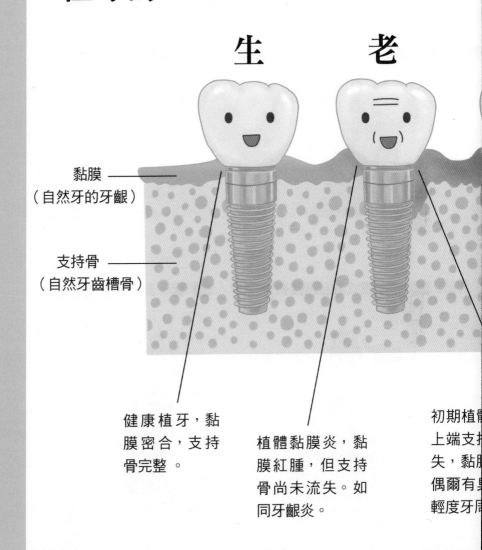

生　　　　老

黏膜 ————
（自然牙的牙齦）

支持骨 ————
（自然牙齒槽骨）

健康植牙，黏
膜密合，支持
骨完整。

植體黏膜炎，黏
膜紅腫，但支持
骨尚未流失。如
同牙齦炎。

初期植體
上端支持
失，黏膜
偶爾有些
輕度牙周

病　　死

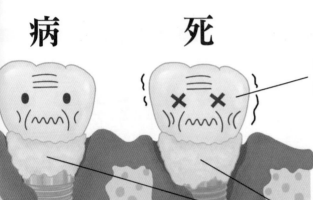

植體已搖動
或自然脫落

牙菌斑

體牙周炎，
持骨開始流
膜出血膿，
臭味。如同
周炎。

嚴重植體牙周炎，
支持骨明顯流失，
黏膜出血膿，常有
臭味。如同重度牙
周炎。

末期植體牙周炎，支
持骨流失一半以上，
黏膜出血、臭味。

CARE
Good Care ,
Good Living

care 39

聰明植牙不後悔

作　者：林保瑩
責任編輯：劉鈴慧
美術設計：張士勇
插　畫：小瓶仔
校　對：陳佩伶
法律顧問：全理法律事務所董安丹律師
出版者：大塊文化出版股份有限公司
台北市10550南京東路四段25號11樓
www.locuspublishing.com
讀者服務專線：0800-006-689
TEL：(02) 8712-3898　FAX：(02) 8712-3897
郵撥帳號：18955675　戶名：大塊文化出版股份有限公司
版權所有　翻印必究

總經銷：大和書報圖書股份有限公司
地址：新北市五股工業區五工五路2號
TEL：(02) 89902588 (代表號)　FAX：(02) 22901658
製版：瑞豐實業股份有限公司

初版一刷：2015年11月
定價：新台幣350元
ISBN：978-986-213-659-1
Printed in Taiwan

聰明植牙不後悔

作者：林保瑩

目錄

序

醫療良心，口腔的重建

林保瑩 / 自序

　　日本有一群俠醫，在牙醫界貢獻了近四十年，看門診之餘，他們在醫學院教育學生、積極參與學會、社會公益活動。

　　到了屆臨退休之年，選擇退而不休，針對他們曾經服務過的患者，特別是有植過牙的患者，給予額外的照顧。那些當年曾經幫忙植過牙的病患，現在已經因高齡或不良於行、或必須有特殊的醫護照顧，或無助的躺在自家病床上。這些高齡又疾病纏身的患者，對於牙齒的照顧都不夠理想，特別是植牙後疏於照顧，問題會層出不窮，於是這群醫師們，選擇奔波，繼續照顧這些高齡老人的牙齒。

　　帶老人到醫院清潔植牙，碰到已發生問題的植牙，看能不能拿下來，替換成活動假牙，這群俠醫不外乎

就是希望老人們能夠不要放棄可以使用口腔來進食，因為他們相信──

一個好的植牙醫生，該照顧植牙一生

日本有一份報導顯示，老年化的社會，特別是像日本這般的老化國家，老人們的健康壽命，跟實際上的自然壽命都有一段距離，平均八到十年不等，有些甚至超過了十年。這樣的不健康的日子，在臨走之前造成了社會以及家庭極大的負擔！大家不得不正視這個高齡化問題，也請政府必須非常嚴正的來看待老化人口的問題，消耗的不僅是極大社會資源、醫療、經濟……且深入每個家庭，只要活得夠久，沒人能躲得過老化的現實。

以老人家最常見到吸入性的肺炎來說，吸入性肺炎跟老人能不能有好的咀嚼功能，是絕對相關的。因為咀嚼肌一旦沒有長期使用在咀嚼上，飲食很容易就嗆到氣管裡。一位盡責的牙醫，不是只要能處理牙床上的髒東西、或牙齒上的汙垢、疾病，就能夠滿足患者口腔衛生的需要，最起碼要能夠讓患者，不管他使

用的是哪種形式假牙,除了在食物上的咀嚼幫上忙外,也要讓肌肉有一定的張力,能夠幫忙控制食物正常的流入食道裡去。

繼上一本書《牙周病,真的會要人命》後,我再寫這本與植牙相關的書,除了真心提醒想植牙的朋友,面對所費不貲的植牙手術,要多方取得客觀資訊外,也呼籲牙醫同行要自律地提供「植牙的完整配套服務」,才能減少醫療糾紛的發生。

本書能在百忙之中完成,要特別感謝李政璁先生的協助,除了將我的口述錄音轉成文字,更以他口腔衛生的專長,提供寶貴意見,使本書能好 讀易懂。再次感謝大塊文化主編劉鈴慧、插畫家小瓶仔的努力,讓書同時滿足專業訴求外,更兼顧到視覺的親和力,希望能讓想植牙、或已植牙的民眾愛不釋手。

希望這本《聰明植牙不後悔》的書,融合了牙醫門診專業與民眾應診時的應對常識,能觸動讀者朋友對牙科的醫療有新的了解,啟發大家對植牙多些宏觀的認知與思考,幫助自己或家人好友,在打算植牙時,做最聰明的選擇,如此一來,我的出書,就不枉

此心了。

祝福大家身體健康，笑容常開，從「齒」開始！

導讀

缺牙與重建

　　你一定很難相信，早在西元七百多年前，義大利中部的伊特拉斯坎人，就已經發明用黃金做出假牙橋托，用獸骨或象牙雕成假牙，不但品質好，吃東西時能配戴，且以當時人們的標準而言，效果還不錯。

　　日不落帝國英國的伊莉莎白女王一世，五十歲左右就因為缺了牙而使臉頰肌肉凹陷，以至於每當要在大庭廣眾前露面，就須在雙頰塞進棉布團，把臉撐得精神些，並且鼓勵艦隊水手們，無論用什麼方法就是要清潔口腔，保有齒列。法國大革命前，巴黎已有位牙醫可以燒製出瓷牙；到了十九世紀，美國的固特異先生發明了一種硬橡膠製的假牙，價格便宜外，還比較容易加工。

　　這些假牙有個麻煩問題，不論是用骨頭或其他任

何有機物質製做的假牙，都會被唾液所腐蝕。美國國父喬治 · 華盛頓，因為缺牙所以一直在尋找一副好假牙；但連用象牙製做的高級假牙，在使用一段時間後，都會產生令人難以忍受的氣味，為了消除這種氣味，華盛頓只好在夜裏睡覺時把假牙放在葡萄酒裏浸泡除臭。

缺牙未及時補上有三變

時代進步至今，姑且先不論什麼原因導致缺牙，若置之不理，結果可能會是這樣：

第一變，變「牙」，鄰牙內傾，對牙侵入

我們的齒列，其實是隨時處在動態平衡的狀況，表面上看起來不動，其實是因為彼此緊鄰著有個依靠，若是齒列間忽然少了一顆牙，旁邊與對咬的牙齒少了這個依靠，就會往缺牙的地方傾倒。

▼ 鄰牙內傾

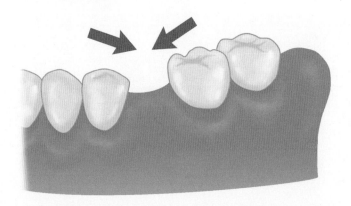

　　正常情況下牙齒排列處於動態平衡，並非完全固定，是生理機制讓牙齒看起來完全不動，牙齒間的相互接觸、依靠，是維持齒列穩定的重要因素。缺牙後，有極大機會缺牙側的鄰牙，會失去依靠而往空缺方向傾倒，改變齒列與咬合，可能產生不可預期的縫隙，讓食物殘渣更難被清潔。

▼對咬牙的侵入

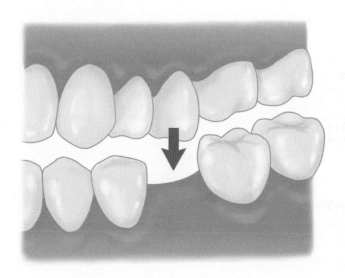

　　缺牙區的對側會因為少了對咬的牙，而失去咬合對應力，會有長進缺牙區的現象。

第二變，變「咬」，缺牙側與另一側咬合失衡

　　如果缺牙是在平常咀嚼的後牙，就算只是少了一顆牙也會用不習慣，就會將大部分的咀嚼工做換到有牙的另一側，但這並非我們平常的咀嚼習慣，咬合必

須重新適應這新的改變。

第三變，變「臉」，關節肌肉與臉型的改變

當咬合改變後，在齒列以及顳顎關節都可能會有所改變，而缺牙側的咀嚼肌，也因為一段時間少了以往使用的強度與頻率而變得較鬆弛，有牙側的咀嚼肌也有可能因運動量增加而變得較結實，肌肉的改變與顳顎關節的異位，都可能造成臉型明顯不對稱的情形。

▼ 正常齒列時

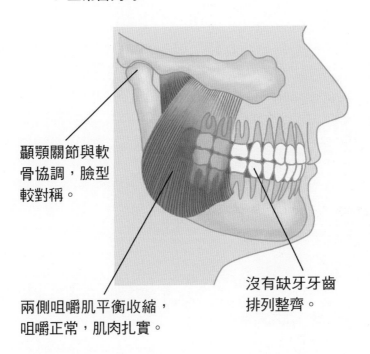

顳顎關節與軟
骨協調,臉型
較對稱。

沒有缺牙牙齒
排列整齊。

兩側咀嚼肌平衡收縮,
咀嚼正常,肌肉扎實。

▼ 齒列缺牙時

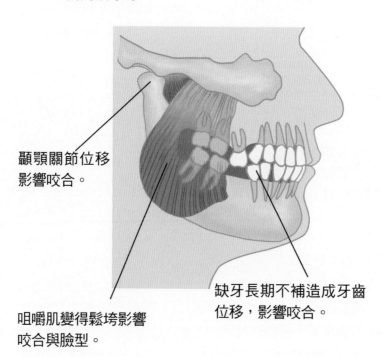

顳顎關節位移
影響咬合。

缺牙長期不補造成牙齒
位移，影響咬合。

咀嚼肌變得鬆垮影響
咬合與臉型。

▼ 重建後齒列後恢復正常

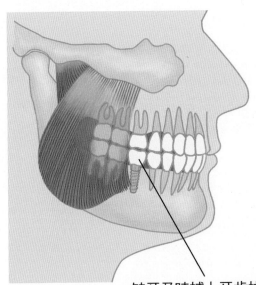

缺牙及時補上牙齒排列、
咬合、咀嚼肌及臉型不受
影響。

全口無牙的重建方案，活動式假牙

使用在上顎或下顎完全無牙時的活動式假牙，假牙直接承載在無牙脊上，咬合的承載能力較弱，雖然能夠快速重建全口齒列，但受牙床條件影響，製做全口活動假牙時需要特別注意咬合的設計，設計不良，假牙功能不足、固持性不佳，戴起來容易不舒服。

單顎活動假牙

▼ 下顎缺牙時，單顎活動假牙

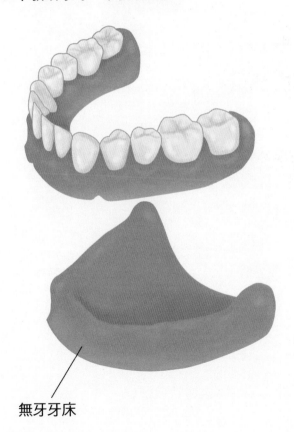

無牙牙床

搭配植牙

若是搭配植牙，則能有比較好的咬合承載力與固定性，這是早期植牙應用在口腔的 要適應症。

▼ 以植牙支撐的全口覆蓋假牙

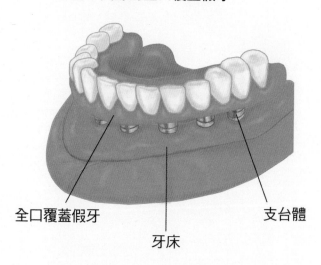

全口覆蓋假牙　　　　　　　　　　　　　支台體

牙床

局部缺牙的重建方案

在牙床裡放進植體，不需要傷害旁邊的牙齒，現在流行「保持自然牙的完整度」，是植牙後期取代傳統假牙製做的重要訴求。

重要的是如果旁邊的牙齒結構已經有耗損了，譬如側蛀牙或已有假牙且需要更換，這時若用固定式牙橋取代原來的咀嚼的功能，也許是不錯的選擇，不見得非得要用植牙不可。

缺了牙當然得把牙齒補回來，早期的活動假牙，靠的是旁邊的牙齒及牙床支撐，甚至要靠對側的牙齒來平衡支撐，使用上比較不方便、舒適。活動式的假牙利用牙床為主與鄰牙為輔來支撐裝戴上去的活動假牙，是非侵入性、盡量少削磨缺牙區鄰牙的治療方式。

活動式的假牙

-1- 上顎缺 3 顆牙

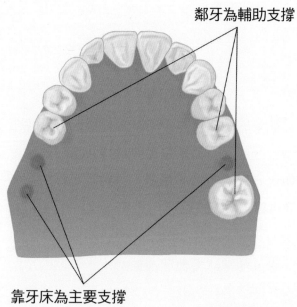

鄰牙為輔助支撐

靠牙床為主要支撐

-2- 假牙的設計

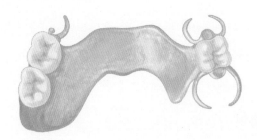

後方缺牙側，須靠對側的牙齒做平衡支撐，使單側受力分攤成雙側受力。

-3- 戴上假牙後

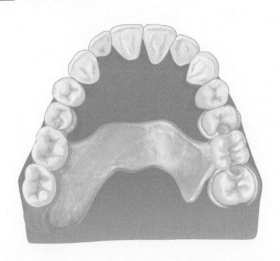

固定式的牙橋

　　牙橋必須削磨前後的牙齒，如果前後的牙齒是結構完整、好的牙齒，基本上對前後牙齒齒質的傷害是比較大的。

　　-1- 需要將缺牙的前後牙磨成橋墩

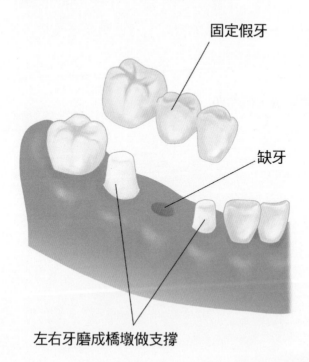

固定假牙

缺牙

左右牙磨成橋墩做支撐

▇2▇ 套上固定假牙後

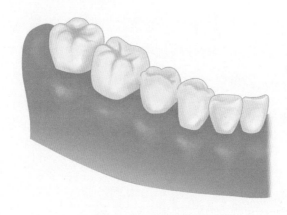

採用植牙的固定式假牙

在不傷害自然牙原有結構下，有了「植牙」的出現；可以直接把人工的牙根放在牙床，承接牙齒缺失之後所需要的力量。

▼ 植牙植入後的透視圖

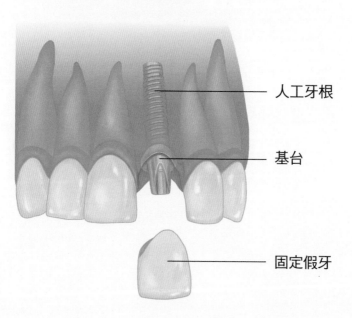

人工牙根

基台

固定假牙

　　植牙實際上是將人工牙根鎖入牙床骨，接出基台製做假牙，要植進去的牙可以獨立重建，不需依靠周邊自然牙或牙床。不必削磨鄰牙，咬合力與自然牙差不多，但缺點是須經侵入性手術植入、費用較高，日後還是和自然牙一樣會有老化、生病的問題，若失去後要重建一次比一次麻煩。

▼ 每一顆植牙的植體結構

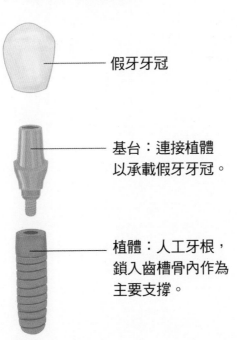

假牙牙冠

基台：連接植體以承載假牙牙冠。

植體：人工牙根，鎖入齒槽骨內作為主要支撐。

第一章

植牙有「生」，也有老、病、死

植牙的優缺點

　　植牙治療的好處在於是可預期，通常都有 90%-
95% 的治療成功率，然而成功的定義，是指植牙在嘴
裡不搖動，提供了好的咀嚼服務，這是指功能性的一
個判斷；至於說品質的成功，並不在以上定義裡，在
後面的章節我會陸續談論到。

保存骨脊或牙床高度與寬度的優點

　　植牙主要在植入牙床之後，可以保存骨脊、或拔
完牙後所形成的牙床、或骨脊的高度跟寬度。因為植
牙後當功能性適應良好，骨頭的流失就會某種程度被
抑制。

　　一旦牙齒必須得拔除後，牙床會明顯發生變化，
我們知道牙齒是靠齒槽骨來做支撐，當牙根離開了原

來所支撐的齒槽骨之後，牙床骨就會慢慢地消失。如果牙床骨原本的高度能夠維持替代原來牙根的位置，當然這是最好的，只是這保存要做得非常及時；一般來講只要牙根離開了，牙醫就必須幫忙進行「拔牙窩」或更正確的字眼，「骨脊」保存術，特別是前牙的保存若能有效執行，就會讓拔牙的整個變化在延慢的流失中得到某種程度的維持，直到下一個假牙的修復方案介入。

　　這些缺牙所在的位置，未來會用什麼樣的假牙，也會影響到骨脊的保存：如果採用的是牙橋，能夠有效地在軟組織上施壓，而使得下面的骨頭跟軟組織的互動達到一定的協調，事實上是可以維持穩定。特別很多在前牙區拔完牙後及時製做假牙，有一個很好的橋體壓覆，支撐的做用可以使得拔牙所產生的骨脊，有一定高度的維持，這是一個正面的刺激。雖然橋體不是主要、直接的刺激骨頭，而是藉著牙肉來成為骨頭包覆的正面刺激，牙床是可以維持一定的穩定，變化比較少。

樹脂類的活動假牙

如果選擇的是樹脂類的活動假牙，那就是利用拔牙完後的骨脊，和上方的牙肉，來承受從上往下壓的力量，這種壓的力量，從牙肉正上方壓下而產生直接對於骨頭的施壓，每次咀嚼的咬合力量，藉著這種垂直壓制，有可能讓骨頭發生進一步的變化。

將人工牙根放到骨頭裡跟原來的齒槽骨產生骨整合

另一種缺牙區的重建，是將人工的牙根，放到骨頭裡跟原來的齒槽骨產生的骨整合，如果是以這方式，對於骨脊的保存，最能夠產生持久的效益。因為將在植牙上所承受的咬合力，傳導到骨整合的邊緣，會給予正面的功能性刺激，在理想的牙周環境下，可以維持得很好，而且骨頭的高度也會守在很接近原來的位置，長久穩定的牙床植牙進駐之後，原則上是變化很少的，這就是屬於功能性的刺激，改善了骨頭的變化。

增加咬合、咀嚼效能的優點

這是植牙患者最希望達到的改善，植牙能分擔自然牙的咀嚼缺失或者是功能的不足。

不會有蛀牙與根管的問題

因為植牙並不像我們的自然牙具有神經，且構造也非有機質，因此不會受到蛀牙細菌的侵蝕，而產生所謂的蛀牙。

可以在牙冠進行修補、更換

在植牙同時，可選擇更合適的套件，來滿足一些美觀的需求；或是一些功能上的調整，例如美觀區配合植牙植入角度，選擇有角度或是客製化的基台，或是配合咬合空間不足，而更換能夠有更多假牙製做空間的基台。

對於自然齒列形成很重要的幫手

我認為植牙是來協助已經慢慢岌岌可危的自然齒

列，在缺牙後沒辦法滿足健康功能、舒適和美觀的情
形下，提供了顧全大局的穩定基石。

植牙缺點，重建有一定的困難度

主要是手術！

手術可能有大有小，也有所謂的微創，但是要看
患者需求以及手術是動在口腔內的哪個區域？要進行
什麼樣合適的治療？要進行植牙手術的患者得準備出
療程時間，定期回診，也意味著會有比較高的治療費
用。

當手術進行中，可能會因為患者牙床的條件不足，
要加補骨頭的機率是很高的；凡是手術難免也有些可
能失敗的問題，雖然不是很高的比例，但對植牙的整
個流程，患者自身要有些簡單的認知，跟醫師討論起
來也容易聚焦共識。

植體再取出，對於牙床傷害更大

萬一，患者植牙條件不如規劃時般理想，勉強植
入的植體，取出困難是屢屢可見的。所以植牙的缺點

之一，是植入後要取出來，對於牙床骨所產生的傷害，或取出、重植，醫病雙方都很辛苦。

如果遇到的植牙醫師，不是很有把握、很有經驗，沒先左做好妥善計畫，超過能力勉強為之，之後所面臨的問題就會層出不窮，而通常是美觀的挑戰最明顯、最容易察覺，譬如植的位置不理想、歪了、偏了或者深度不足，都可能造成無法製做理想的假牙。甚至植牙可能有螺絲斷裂或鬆脫的問題，以至於跟植體相連結的套件，會發生脫落不容易再重新黏接的情形。

不一定能滿足美觀的重建

如果缺牙發生在美觀區時，植牙必須考量到患者本身骨頭的條件來植入人工牙根，在置入的角度與位置上，醫師必須有相當的經驗，才能對之後的假牙製做，有較高可能性能滿足「自然」，而之後植牙的假牙製做，也牽涉到基台的選擇，這又會關係到植體品牌的後續零件供應服務，以及醫師與牙技師的造詣與經驗。

在美觀區，尤其是開口笑時，會露出部分的植牙，

是相當考驗植牙醫師的治療能耐，更遑論有牙肉病變或缺陷的情況，挑戰度更高。因此若缺牙發生在美觀區時，必須先了解病患本身是否有其植牙的難度與限制在，這部分一定要與醫師好好的溝通，別讓彼此對這顆牙的期待，產生太大的落差而影響醫病關係。

不同觀點看人工植牙

　　若要說二十世紀牙科最大的進步，應該就是人工植牙的運用。經過多年的研究與發展，植牙的技術與運用已經相當成熟，而且成為牙科治療計畫中的正式項目，人工植牙甚至被稱為是人類的「第三副牙齒」。

　　植牙真是自然牙的最佳替身嗎？一般植牙患者首先必須經歷的是少則 3 個月、多則甚至上年為期不短的治療過程，再加上所費不貲的診療金；也就是說，這是一場時間與金錢的消耗戰，雖然成功率已臻九成以上，但每場戰爭都仍有失敗的風險。若是以植牙來取代只要有問題的牙齒，比對牙科一直以來最重視的自然牙的「最大保存」觀念來看，植牙是背道而馳的。

取代自然牙的人工植牙

當自然牙破損太嚴重時，就得把植牙的治療方式考慮進去，因為過於破損的牙齒若是勉強保留，也許會妨礙全盤的治療計畫。以人工植牙是門高利潤的好生意觀點來看，不禁讓人聯想：「我的牙醫師，會不會為了增加收入，而不想醫治我其實還堪用的牙齒？直接一直鼓吹我要拔牙，換成隨便一顆就好幾萬的人工植牙呢？」

根據調查顯示：植牙的風險例如感染、過量麻醉、牙齦過度增生，多是由於手術操做不當，以及術後護理不佳所引起。為了避免植牙手術的風險，如果能對自然牙做最大保存的努力，人工植牙，可以是不堪使用的自然牙「最佳候補」，而不必是拍檔。

　　所謂的人工植牙，是以人造材質的牙根，取代自然牙根。人工牙根可與牙床上的黏膜和支持骨接合，形成新的堅固根基。之後牙醫會在人工牙根上，選擇合適配件再製做假牙，形成在美觀及功能方面都是最接近自然牙的復膺體；使人工植牙也成為局部假牙或全口假牙的根基。人工植牙，我們可以分幾個階段來了解：

「人」的選擇

　　患者需慎思，什麼樣的牙醫師值得我信任？是他的診治態度？經歷？還是頭銜、權威重要？

　　植牙糾紛會被列為牙科醫療糾紛的第一名，問題出在台灣對植牙證照的把關機制不一，目前雖有三十幾個由內政部許可成立的植牙學會，但會員資格與專科認證要求落差很大，且學會對牙醫師們沒有任何法律或道德約束力，即便是牙醫師公會，也只對有註冊的會員才有約束權力。

　　舉牙周病醫師的專科訓練為例，牙醫師要在三年內完成許多內外科的案例，從非手術治療、進入到手

術治療，從清潔牙根，到如何有效的將齒槽骨及牙肉再生與重建；這不只要熟讀許多教科書，更要累積豐富的臨床實戰經驗，之後還要學習植牙及牙周美學治療的相關技巧。

牙周病專科醫師，是牙科分部中最適合執行植牙的專科之一。因為訓練中很重要的一門學習，就是要了解牙床骨與牙齦的支持結構。這也是植牙時，需要面對的兩個關鍵；通常植牙容易失敗，都是因為牙床骨與牙齦這兩個植牙基地沒有被建構得夠妥當。

有缺失牙，打算接受植牙治療，除了牙周病醫師外也可考慮口腔外科醫師或接受相當嚴格的植牙手術訓練等牙醫師來執行。

患者的自我評估

口腔因素：
缺牙

心理素質：
1.想要植牙
2.照顧一生的
骨肉至親

身體因素：
1.年紀
2.身體檢查
3.服藥史

時間因素：
1.短期—手術期
2.中期—假牙磨合期
3.長期-維護

經費因素：
付款規劃

患者對醫師的選擇

名聲：
1.口碑
2.頭銜

知識：
1.學歷
2.資格認證

溝通：
1.醫師
2.諮詢師
3.助理

技術:
1.年資?數量?
2.案例解說

資歷：
1.教學機構
2.學會服務
3.演講

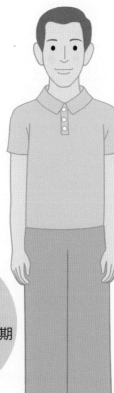

面對患者植牙醫師的選擇

醫師的評估與患者的自我評估考量上是有差異的：

・心理因素

首先醫師需要評估患者主訴想植牙，他的心理因素是什麼？必須解說植牙並非一勞永逸，必須要能配合長期的清潔而且定期追蹤檢查，植牙是可能會發生變化的。對植牙不要過度的期待，植牙不見得是最好的、最快的或最美的，完全依照每個人自身的條件來做最好的規劃。要能與醫師建立長久的合做關係，如果跟醫師的溝通並沒有得到妥善的彼此互動，不要貿然投入植牙的治療。

・身體因素

醫師要評估患者的身體因素，除了現在有的癌症情形外，系統疾病必須要確定沒有免疫性疾病、或血液方面的疾病控制是否良善的情形。其他器官疾病包括胰臟的問題譬如糖尿病、腎臟的問題如洗腎，或者是肝臟功能異常的問題，有必要與內科醫師進行諮詢，了解控制情形如何。接著是骨骼的狀況，如果有骨質

酥鬆症必須了解服藥的情形與目前骨質的現狀，骨質
好壞影響植牙成功率，這些身體因素需要先進行了解。

‧口腔因素

首先要先了解全口狀況，有沒有牙周病？有沒有
咬耗？蛀牙率高或低？一般使用這些因素判斷風險，
通常牙齒常有咬耗或是咬裂了，這些都是高風險的。
如果有牙周病情形算是中風險，當然治療完後就會把
風險降低。如果是蛀牙，風險是最低的。

‧鄰牙環境

再來是看鄰牙環境，是不是有些空間在失去牙齒
之後發生了變化？這個變化在植牙上不能產生最好的
結果，便需要配合矯正來改善，或者是鄰牙有根管的
問題，例如牙髓病兆已經很接近，會影響到植牙的環
境要先做改善。

‧觀察缺牙

缺牙的牙床、牙肉、骨頭高度、寬度與骨質，這
些可以借重 X 光的診察來蒐集相關資料。

‧患者的開口度

指的是顳顎關節的張開程度，後牙的植牙若在第

一顆大牙，張口度有三指，第二顆大牙則要超過三指以上約 4.5 公分上下的張口空間，才能讓牙醫師有效的把手跟工具，植入比較後面的理想位置。如果患者在張口時關節有聲音，或是長期以來開口受到限制，或不適的一些患者，需要先做了解再來判斷合不合適進行植牙的治療。

通常開口度以牙醫師的手指頭來判斷，相對性雖然主觀，若要客觀，患者可以用自己的手指來判斷，就是讓上下顎盡可能打開，看能不能把手指放在上下顎的門牙切端並且能從容的讓手指進出。如果三隻手指沒辦法放直的放到嘴巴裡面，就表示開口度不到三指，除非患者只植美觀區的前牙，若植的是後牙，有可能需要先進行一些了解或治療來幫助開口度。

▼ 張口度的自我檢測，須有三指寬

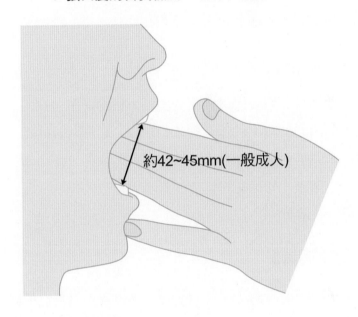

約42~45mm(一般成人)

・口腔習慣

是不是有抽菸？菸害對於環境因素有很大的影響，特別在復原的階段，會讓細菌變得更惡劣，會讓免疫機制某種程度的受到壓制。口腔習慣還包括有沒有咬緊牙關或是夜間磨牙，這些不是在一般咀嚼上所做的「非功能性」接觸，這些過度的接觸都會造成未來植牙

的負擔。還要看患者咬合的需求，是不是習慣的咬合區，目前對於咀嚼上，希望能夠在飲食上得到什麼樣的功能。

‧費用因素

醫師當然還要提供費用的因素，醫師通常會採取由外而內的估算，就是從假牙到牙根，牙冠材質的選擇、中間基台和植體，再看植入牙床的條件，擬出價位的建議表，如果在材質上面患者有自己的想法，要與醫師多做溝通。

時間因素

手術之後一週內回診的配合，是攸關一個月之內對傷口的照護，患者能不能做得到？一季之內骨整合的判斷或是假牙製做、使用觀察用假牙會不會影響到後續時間的配合？以及一年內每 3-6 個月的追蹤保養，包括咬合、清潔上都必須做觀察。最後是有生之年的咬合計畫，牙周、咬合的照護，是不是在未來的時間，依個人的狀況，有先做好心理上的準備。

醫師對患者的評估

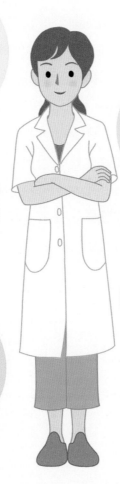

口腔因素：
1.全口狀況
2.鄰牙狀況
3.牙床
4.關節
5.習慣

心理因素：
1.非一勞永逸
2.勿過度期待
3.能夠長期合作

身體因素：
1.系統性疾病
2.器官疾病
3.骨骼疾病

費用因素：
1.牙冠
2.基台
3.植體
4.牙床

時間因素：
1.術後一週
2.術後一個月
3.術後一季
4.術後一年
5.術後一生

「工」地預備

工地只要重建缺牙的牙床和鄰近的環境，除了牙床本身條件能否有效放置植體外，整個口腔的大環境，包括骨頭狀況、工地旁邊的牙周病有沒有控制好？旁邊的牙齒排列能不能讓植牙得到最好的呈現？

「植」牙手術

把植牙放置到缺牙區的過程，舉凡手術同意書、麻醉、手術中植入、補骨、補肉及術後等，牙床條件好可能一次手術直接植入骨內並露出牙肉外，或者要兩次手術，先埋入骨內 2-6 月內再進行第二次小手術揭露出來。

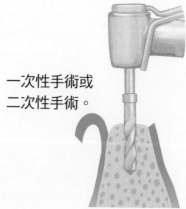

一次性手術或
二次性手術。

假「牙」的製做

工地預備與植牙手術，只是形容植牙孕育的過程，植牙要看得到，要完成假牙，除了植入初期很穩定外，或只進行很微量的補骨，在牙肉條件理想情形下，植體植入骨後，即可放上癒合基台露出在牙肉外。

前置準備期

大部分的植牙因為術中軟、硬組織條件考慮，會先埋在骨內之後再進行揭露的手術。牙骨的條件和新一代植體質地的有效整合，也較以往平滑介面的植體縮短許多，原本下顎植入、上顎植入、補骨、頂竇四種狀況分別需要三個月、六個月、九個月及十二個月的情形，現在可能只需要兩個月、三個月、六個月及九個月內即可。這四種可能狀況的時間表，醫師在植完牙後因著植牙中骨質、骨量、初期穩定度及 X 光的判斷來決定。

裝上癒合基台

　　當植牙從肉裡面露出來裝上癒合基台，讓植牙萌出的小手術，可以微創到輕鬆挖個小洞讓植牙裝上癒合基台露出，或者是複雜到大量移動、增補牙肉所缺的量，來達到理想的美觀型態，這要根據植完牙後復原的情形以及特別的要求，這時候有許多要改善或補強軟組織質與量的手術技巧都可能被採用。

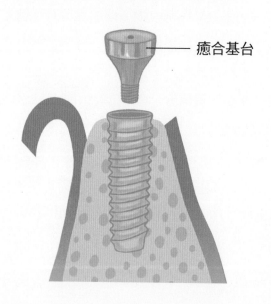

癒合基台

正式基台的更換

　　ISQ 是個國際標準的數值，用來測試骨整合，也就是植牙跟骨頭結合後是不是有足夠承載力量，一旦經過測試達到理想的範圍，特別是在骨質比較差，或者是頂竇區大部分植牙都是放在補上去的骨頭這些區域。接露手術完成後一個月內，通常開始置換正式的基台，可以採用標準基台或是進行印模轉換，製做客製化基台，這時候如果仍然對於骨整合還有一些疑慮，也可以採用 ISQ 測量骨質的承受度如何。

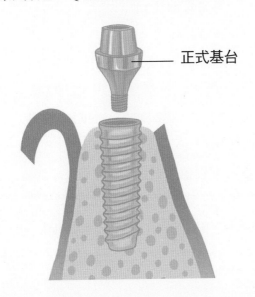

正式基台

這時醫師可以因著牙肉的厚薄及條件來判斷並建議方法，原廠標準的基台大致上可以滿足一般牙床不錯的條件患者，但如果因為組織厚薄不一、角度落差、美觀要求等更具挑戰的因素，則考慮以客製化基台來因應患者植牙的要求，最後再接上植牙的牙冠。當裝上基台後就意味植牙已經達到軟硬兼備的合適條件，來承接固定在上面的假牙了。

固定假牙的方式

固位方式不外乎有兩種——

螺絲固位：以螺絲將植牙的牙冠鎖在基台上。

沾接固位：是以黏劑來將假牙固定在基台上。

沾接固位在後牙的咬合上，看不到有螺絲孔的填補，螺絲固位則會有一個螺絲孔，上面會看得到補綴的材料。大部分植牙系統都有這兩種固位方式，有些系統只針對某一種固位方式做設計，螺絲固位的製做相對性複雜一些，優點是不會有殘留黏劑的後續問題，而且螺絲可以拆下來維修牙冠上發生的問題，受力的角度會比較好，但是植入的牙床要求較高，咬合的控

制要精良一點，不然常常會有補綴物脫落螺絲孔，發
生藏汙納垢甚至有味道的情形，可能增加咬合面維修
的問題。

　　沾接固位相對性比較容易製做，時間也會比較短，
優點是牙床條件容忍度較佳，咬合及美觀容易掌握；
缺點是要用黏劑，後續黏劑出的問題必須要非常小心
謹慎進行清潔，X 光片也要進行判讀，有經驗的醫師
都不至於太疏忽，另外的缺點就是牙冠若發生變化，
不見得可以輕鬆拆下來進行更換或維修，一般可能要
破冠才能夠完成。

　　材質的選擇，如果沒有考慮美觀要求的話，可以
考慮用金屬的內冠，不管是前牙或後牙，大部分會採
取傳統的陶瓷金屬冠來完成，如果前牙區要求更高，
特別是透明度比較好的牙齒，可以考慮用全瓷冠。目
前全瓷冠的材質可以承受單顆植牙或三到四顆的牙橋，
都能夠滿足咀嚼上的需要，是美觀與咀嚼可以兼備
的。這些不妨聽取醫師的建議與分析，來選擇合適於
患者個人的材質。

▼ 一顆新的植牙「完工」後

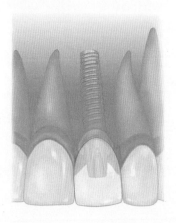

　　牙後，滿足咬合、美觀與好清潔，是植牙患者最終樂意看到的結果。在本書的拉頁中，讀者朋友們可由植牙流程圖中，看到植牙原來是這麼種進牙床的。

植牙的維護

　　人工植牙也是會有生病的機會，植牙放在牙床裡，一樣要有未來的維護計畫，有的植體會附一張保證書載名植體的材質是什麼、粗寬長度的尺寸、維護保養期間......等等。需要醫師跟患者事先做很好的溝通，

才不會有不必要的猜疑或醫療糾紛的發生，一位負責任的植牙醫生要做到的是植牙前後患者所要面對療程的完善照護計畫。

常有患者會一直追問：「人工植牙的成功率如何？」事實上，若患者身體口腔健康、沒有抽菸且保持良好的口腔衛生習慣下，可高達 95% 以上。而且人工植牙在發生骨整合之後，若能維持良好的口腔衛生及定期回診，是可維持非常良好、長久的使用效果。

科學家對金屬的研究發現，鈦金屬可以在人體內放置長達 40 年之久，是最不會造成人體排斥的金屬。1990 年代後，鈦金屬植牙開始盛行，因為植體本身就有相對高造價的成本，為了增加收益，植體廠商會主動開設課程，邀請牙醫師進修習技，並促使醫師選用其植體，間接造成植牙技術的遠播；另一方面，牙醫師間也有來自同儕的壓力，看著其他人享受著植牙帶來的高利潤時，心裡一定也想擁有同樣的能力及好處，不可否認的是，植牙的高所得，已讓牙醫師成為美國行業別第一的職業。

在以上種種相互加乘的效益下，使得「植牙」這

個概念蔚為主流，變成牙醫師們不得不學會的一門技術。時至今日，植牙已經超過 50 年的歷史，當時那位最初使用者，是個全口無牙的病患，而現在我們在流行的植牙，是在「局部缺牙的空間裡」把牙給植進去。這樣做值不值得？在缺牙區重建植牙，當然是很重要的選擇之一。但若因有些牙齒還在、但已經出問題、不好了，想用植牙來做替換，倒是比較值得我們更慎重去思考，到底這顆牙齒，還有沒有機會藉著治療來做改善？

植牙，事實上是「有條件說」的

若你的牙醫對這問題牙也束手無策，建議先拔再考慮植牙，但要植顆牙進去之前──

你和你的牙醫，討論出來的「重建的方案是什麼？」這很重要！有些牙床本身條件並不是很好，並無功能和舒適的問題，譬如說，旁邊的牙齒傾斜過來，那個

縫隙也許沒有吃東西的問題，但是覺得缺一顆牙，有人慫恿你去做個植牙，但說不定植牙進去以後，反而更容易塞東西，所以，植牙事實上是「有條件說」的。

植牙與自然牙最大的差別

　　理想中，植完牙，重建了假牙，使用上跟一般假牙或牙橋是無差異的，但是要清楚知道：

　　當成功的把植牙放在牙床裡，基本上是可以承受跟過去自然牙的咀嚼能力接近，但它沒有辦法像自然牙有宛如「懸吊系統」的牙周韌帶，所以植牙在咬合上的考量，還是要有一些經驗跟技巧。

　　自然牙萬一碰到一個撞擊，或是突然咬到一個堅硬的東西，因為有牙周韌帶的機制，會把這力量做分散；但植牙就可能直接硬碰硬了。

　　沒有牙周韌帶的植牙，就如同是缺少懸吊系統的緩衝，植入的牙在面臨到比較突然過度的壓力、意外受傷，會比較容易傳導到骨頭深處，造成不必要的傷害。所以建議在做完植牙的假牙之後，要有慢慢去適應的觀念，特別是過去缺牙時間比較久，植牙的重新製做，雖然能替代缺失牙，但也的確需要臉頰肉、舌頭以及對咬牙來慢慢適應，一般很少人馬上就覺得「用起來很順」，除非剛拔完牙不久就植牙記憶猶新。

　　很多時候，醫師會考慮使用「觀察用假牙」或稱之為「治療用假牙」來度過這段適應期，拿捏到理想的咀嚼關係、並且正常的口腔清潔容易維持，不至於塞東西或牙肉在刷牙時會有不舒服的感覺，特別是有牙周病的牙齒的替換也是一樣，建議能使用觀察用假牙或治療用假牙一段時間，來幫助植牙的適應，恢復到過去這原有牙齒能提供的功能，看假牙是不是能依著過去的模式、牙床骨質量的情形，漸進的接受新的受力的方式或是立即受力。

　　一般缺牙越久，就會需要花更長的時間，讓咀嚼肌慢慢調適到足夠的強度，先從軟的食物適應後，再

嘗試硬的甚至全纖維、比較需要咀嚼的食物。有一點
很重要：有夜間磨牙的習慣，或是白天不經意的會咬
緊牙關的人，沒注意到牙齒跟牙齒有過度的接觸，這
種情形在植牙的使用上面要更加小心；只要牙齒長時
間接觸造成過度壓力，會造成一些牙冠早期的破損或
是脫落。

植牙與自然牙咬合的差異與設計

正確的植牙咬合設計，會因為植牙缺乏牙周韌帶
的幫忙，對咬受力時，不會如自然牙會微微往根尖方
向沉入。

▼ 有預先修正過沒有牙周韌帶懸吊的植牙高度差

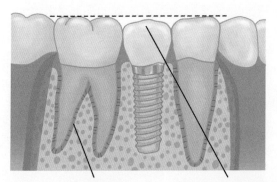

牙周韌帶　　　　　植牙咬合面設計比
　　　　　　　　　左右牙略低一些。

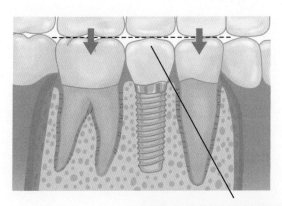

當受力後自然牙微量下沉，
植體才接觸，不會過度受力。

▼ 沒先考慮到植牙與自然牙會有懸吊高度差的結果：植體的假牙牙冠會因過度受力而產生損傷

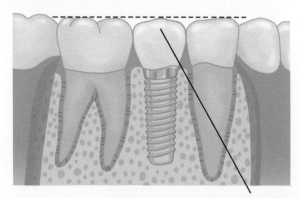

若植牙咬合設計和左右牙一樣高

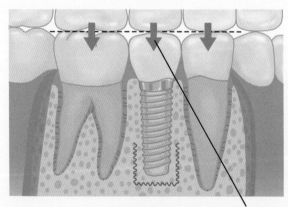

植體會單獨受力產生受力過度

進入「老化」與「生病」的植牙

　　一般人都有一個錯誤的認知，以為每顆植牙都可以天長地久，植完牙之後就一勞永逸，我想這有必要去多深思。

　　當自然牙從牙床生長出來後，好比孩子從母腹裡生出來，誰都期待生命和牙齒能夠長長久久，但事實上不盡如此，有些人可能短命夭折，有些人的牙齒從小就出問題。但我也看到非常多人的牙齒即使用到了年老了、都還能很正常被使用。所以我們不該用不同的觀念，來面對植牙一些長久度的問題。

　　剛植進去的牙，如同任何新生的假牙一樣，原則上都可以用得長久。但變化還是有可能發生的，即便是傳統的假牙，用了一段時間後就可能有一些變化；

那麼植牙會有什麼樣的變化？有哪些不耐用現象？

　　假設植牙的平均年齡是 50 歲，大部分的人在更換植牙前，都起碼跟自己的牙齒有 44 年以上的交情，我們如果能夠活到 94 歲，植牙相對性地就跟自然牙有一樣的年齡了。自然牙在身體裡面會面臨老化的現象，不外乎牙冠有些耗損，牙周組織發生萎縮、骨頭發生微量的流失，這是老化但沒有進入疾病的一些狀況。植牙的新生可能先經歷了一番波折，可能順順利利。不管怎樣，根據研究——

　　植牙只要進入兩歲，基台跟植體交界的部分，就會發生 1-2 毫米的微量骨流失，這是植牙老化的開始。事實上在自然牙通常要 35 歲以上才會有這樣的現象，植牙因為設計上的變化，生理性上，要找到生物寬度組織骨上附著的空間，會發生在植體上面的輕微骨流失情形。

　　正常的植牙如果老化，若還不至於產生病變的話，

這些變化接下來會不變或很少變，也許長久的生理性老化，是牙肉的萎縮、牙床骨有一些流失，基本上都是可以自癒的情形。

牙菌斑沒有控制好，三個月就可能發病

我們的自然牙會生病，植牙當然也會生病，病況跟速度都比自然牙來得快，因為植牙的結構，缺少自然牙懸吊系統裡重要的斥候抵抗機制，對疾病侵犯的敏銳度偏低，抵抗細菌的免疫軍隊偏少，這些城牆效應抵抗侵入的結構纖維也偏弱，所以植牙發病根據動物學的研究，如果牙菌斑沒有有效控制好，三個月就有可能產生發病的情形。

植牙發病，通常發生在牙肉發炎有紅腫現象

有時候會出血甚至有時候會溢膿，這現象也許在支持骨裡，但多以牙周的現象為主，還不至於影響功能上的受損。植牙跟自然牙剛發病後，基本上功能都能維持不變，舒適性跟美觀稍微會受到影響，大部分患者也因沒有太大差別的感覺而疏忽，直到病入膏肓，

牙肉很明顯退縮甚至咀嚼的力量改變，才驚覺麻煩大了。

斷裂、咬合過度受力，是導致植牙死亡的原因

植牙的「死亡」是醫師與患者都不樂見的，但只要植體一鬆就完蛋了。自然牙哪怕有一些搖動，還是有功能性存在，植牙一鬆掉，我們就認定這植牙是必須得移除的。植牙的死可能原因還包括斷裂，植牙不會有蛀牙蛀太大或根管不良的情形，所以比較少有斷裂的情形。最主要一個是牙周病入膏肓後，沒辦法重建牙周的健康，來達到牙齒的功能，另一樣是牙齒咬合過度受力了。

植牙的拔除相對於自然牙，對於傷口的改善是比較困難的，自然牙拔除簡單，植牙如果病入膏肓且沒有搖動要拔除比較費勁之外，已經搖動而拿下的植牙，產生傷口的擴大，也是相對比自然牙困難處理許多。面對植牙的老化過程，牙醫師維護的頻率會比較高，但相對於自然牙有自癒力幫忙改善，植牙生病的機會與速度比較快，且生病後可預期的改善也是比自然牙

要低，給予治療的反應跟效果，還是會跟自然牙有些
落差。

　　以治療效果來看，自然牙比較好，植牙就還有一
番努力，得選擇合適的工具、時機跟做法。傳統的牙
科治療方法可以讓植牙得到大部分的改善，但是某些
患者，可能在有病的植牙上沒有辦法有效地反映治療
效果，這是需要借重更多的研究與臨床經驗累積，才
能做得到的。

被判「死刑」的植牙

　　所有的生物都難免一死，人的牙齒跟著人，當然最終都會有告別的那一天，但植牙的壽命已經比人的壽命短上三五十年，為何會先行「告退」呢？

　　一般來講，牙齒的壽命跟人的壽命應該是接近的，我們國家在推倡 7020，就是 70 歲有 20 顆自然牙齒，基本上在世界衛生組織以及日本都在推動 8020，希望人到 80 歲，還能有 20 顆自然牙齒，跟隨著走到最後一天。原因在於咀嚼能力，攸關著老年人的健康。

本來牙醫在植牙時，也是希望這些植牙進到人體裡，為人服務可以跟著人的壽命一樣，到最後一天，但是不得不說，植牙也有可能在某個階段，出現問題而沒有辦法留下，這些沒有辦法留下來的植牙，等同是被判了死刑，怎麼說呢？

植牙被判死刑的原因

已經脫落的植牙，肯定留不下來，但也有還沒脫落、還在口腔裡面，為什麼也會判斷留不住呢？可以分兩個方向來看，一個是會搖動的植牙，一個是不搖動的狀況。

會搖動的植牙，雖然在口腔裡面，但已是完全沒有功能、並且病入膏肓了，也沒有辦法留下來，需要移除的。而不搖晃的植體呢？很多植牙，事實上是跟其他的植牙結合在一起、連貫的；這些連貫的植牙中，有些植牙事實上已經病入膏肓，如果單獨分開來是會搖動的，這樣的牙齒也必須要有一些判斷，可能要從X光片，骨頭的流失量如果大於三分之二以上，我們合理的懷疑，這些植牙可能是會搖動的，即便是沒有

搖動，但因骨流失太厲害，通常還是會建議移除。

　　不搖動的牙齒如果沒有骨流失，還有什麼樣的方式來判斷是可能是留不下來，而被判死刑呢？不外乎可以從四個角度來看：就是健康、功能、舒適跟美觀，和患者本身的感知性。

健康問題

　　除了剛才說的已經病入膏肓會搖動的植牙，以及骨頭破壞非常厲害，超過三分之二以上植牙的長度之外，有些植體事實上已經有長久以來越來越頻繁的症狀，譬如出血了、出膿了，甚至已經到了有臭味，這些情形經過許多處置仍然沒有辦法有效的控制下來，像這樣的植牙，已發生病入膏肓（failing）的問題了。

　　植牙會病入膏肓，一般都是牙周病（植體周圍炎）的問題，這些現象特別容易發生在因牙周病拔牙未有效控制而接受植牙的患者，早期有可能是「黏膜炎」。

包覆在植體、保護植體外圍的黏膜組織，發生了疾病，然後慢慢的衍生到晚期，發生了比較嚴重的骨流失，植體上面有許多感染的現象，使得骨頭在比較快速的時間內發生明顯流失的情形，造成了植牙的支持度下降，導致植牙生了大病。

功能問題

植體裝了沒多久，功能不彰，算是早期的破壞。一般裝完假牙，咀嚼功能不彰，有可能跟咬合有關，當然也可能跟在種植過程中，與裡面的齒槽骨整合產生了問題，就是整個植體雖然經 X 光片，看見有骨頭在就近支持著，但是這些骨頭沒有密切的承受植牙所承受的力，有可能在植體跟骨頭中間，有一層比較薄的纖維組織，並不是完全密合所謂的「骨整合」。

這種屬於早期的失敗的現象，有可能是在植入過程裡有過度受熱、冷卻不良，或者是在把植體扭進骨頭的處置上，並沒有把骨頭成形到位，鎖入的時候產生骨頭過度的壓力，而使骨頭有些微骨折現象，這些都有可能造成骨頭初期沒有有效的復原，使得植牙和

骨的結合有不良的整合情形。

　　晚期的功能性效果不彰，是過度受力。植牙完成後，開始使用上並沒有太大的問題，一段時間後突然發現植牙沒有辦法跟以前一樣受力，通常這是咬合的變化，可能因為咬合干擾或早期接觸而使該植牙承受了傷害性的咬合力量。一般來說，咬合還是需要經適當的觀察跟調整，一旦發生變化，沒有有效地去執行調整咬合的平衡，有可能造成某些植牙會過度受力。

　　屬於非功能性的咬合過度，是患者有咬緊牙關或是白天習慣把牙齒咬緊，增加了牙齒接觸的時間，雖然力量沒有增加，但是接觸的時間增加了；或是晚上有磨牙的習慣。這些都造成牙齒功能過度以百倍以上的時間做接觸，一般我們牙齒正常的接觸，是一天包含吞嚥、咀嚼食物，都是在 20 分鐘上下，絕對不超過一個小時，但是如果接觸是明顯的增加，以為牙齒常常必須咬在一起，才感覺到牙齒是休息的，這是錯誤的觀念。

我們大部分對咬牙齒，是分開來才能達到適當的休息，這些非功能性的接觸，產生過度受力的情形，也可能是長久以來，牙醫們面對一些植牙併發症，而判植牙死刑的原因，特別是植牙過去是取代咬斷裂的牙齒或前牙深咬的患者要格外小心。

美觀不足

前牙植完牙後，有可能是疾病原因，或是手術疏失造成缺陷，產生不美觀的情形，例如長短不齊、太長、有黑洞、縫隙太大、牙齦退縮、看到植牙根的顏色等。一般這些不外乎是發生骨頭的流失、牙肉的萎縮、或是植牙的位置不良，而無法製做美觀的假牙，使得在美觀度令人難以接受，若無法提供有效的改善策略，從最簡單的更換假牙、基台到補骨頭、補肉等更多有效的手術，這是主觀性的植牙被判死刑，必須將植牙取出。

這些因感染而被判死刑而沒有被移除的植牙，如果留在身體裡面，會造成感染的持續，病兆蔓延，除了使原來植體所在的區域，骨頭也好，角化黏膜也好，都產生繼續流失、萎縮、或是軟組織的腫脹，造成未來重建更困難。還可能感染擴散，使緊鄰在植牙旁邊的其他植牙或是自然牙，產生牙周病而影響支持骨的情形。

牙周病是植牙判死刑的主要原因之一

　　有些致使植牙步向死亡的可能因素，是患者身上仍然有牙周病沒有被控制，或者是過去有牙周病的病史，可是現在在牙周的照護上，沒有辦法持續下去，雖然被治療過，但是因為有先天發病的遺傳因素，沒有有效後天清潔的控制，都有可能造成患者發生牙周病，進一步破壞在植體上，造成了骨流失，這是因為健康的因素而被判死刑。

　　被判死刑的植牙有幾種，最容易判斷的就是植體在口腔裡面已經在搖動了，植牙的搖動有可能是冠的問題，基台鬆脫，但若是植體沒辦法在骨頭裡面穩定，這當然就是需要拔除了。

　　但有些被判死刑的植牙是「還未搖動」的，原因是：

　　骨頭的破壞太厲害，不容易重建，無法恢復到理想的功能；一般來說，骨頭的流失超過三分之二，大概在治療過程醫師都會跟患者溝通：「這顆植牙必須考慮拔除。」

　　若植牙骨頭的流失可能沒那麼嚴重，但是臨床的症狀或不舒適，在經過多次治療、使用了各種方法、進行了手術，不論是進行了機械性或化學性藥物局部的沖洗、注射、或者是服用全身性的藥物，都沒有辦法有效的控制，在治療效果不彰的情形下，只能被判死刑。

　　在美觀區的植牙，因為美觀不良，患者不滿意而判死刑，患者要求醫師將美觀不足的牙齒做改良、而又無法完成的情形下，必須將植牙拿下來重新來過，這也是被判死刑的植牙。

植牙再重建，只會一次比一次麻煩

再重建當然更辛苦了，取下被判死刑、仍未搖動的植牙，一般都很困難，主要是這些取下植體，傷口破壞都較往常還要大，除非是早期骨整合不良就取出、就處置，傷口也許破壞還不是很大。當然有些醫師在看到植體已經稍微破壞就建議取出，但我建議，只要功能都還正常，還是要三思而行特別是美觀或是功能不適的情形，有些時候可以經過補肉或骨再生術補骨頭來改善；若嘗試改善之後，功能不彰或改良有限，才是考量取出的主要原因。

還能夠執行正常功能的植牙，也要進一步的判斷是不是連冠，如果單獨存在的牙冠是可以做為判斷，但是不能夠以一概全。剛剛提到破壞較大的意思，通常包括植體的骨流失已經到較深的地方，而且甚至較廣的範圍，這樣的骨頭破壞，在取出植體後必須要重建牙床的骨與黏膜、到合適再植入這樣的流程。

植牙失敗後的重建是醫病雙方莫大的挑戰，因與先前植入的條件已經大不相同，想要重建出理想的結果，一般來講不容易、甚至做不到；更糟的是有些植體拿下來，傷口已經沒有辦法再用原先採取的植牙方式重建，尤其是下顎植牙，取出後垂直高度很難建立，已經很接近神經，只得考慮以活動假牙的方式來重建。

　　這些都是我們希望能夠在植入植牙之前，病患能夠先所認知，有這樣的心理準備，就要慎選牙醫，及能夠在植完牙後，做完善的維護計畫、妥善的遵從醫囑執行，讓醫病的充分合做，好好照顧價值不菲的植牙。

第二章

植牙前，深思熟慮少受罪

植牙的迷思

　　植牙，大部分人以為是植入一顆牙齒，之後它會慢慢長出來，這是一個很大的謬誤！

　　事實上，植牙有幾個步驟，是把一個植入體放進牙床裡，就像我們的自然牙，可以看到的部分，並不是植入的牙根；植牙其實植入的是牙根，主要結構是來自於鈦的合成金屬，植入之後再藉著適當時機，跟牙床骨合而為一，然後再把假牙的套件，慢慢的從齒槽骨上方、牙肉中間置入、在上方做出假牙。

　　談起植牙，不少朋友直覺第一個是「滿好的」、第二個是「頂快的」、第三個是「持久性不錯吧」、第四個是「一勞永逸」的耐用。

　　植牙是不是比較好的選擇？我想不見得，植牙嚴

格講起來是不得已的選擇，在某些情形下，植牙可能是比較好的選項之一，在沒有辦法再用其他方式來進行治療時，只好選擇這種侵入性的治療方式。保存自然的口腔結構，特別是自然牙的齒質，是在抉擇中最必須去做的考量，植牙種進牙床是有它的好處，但當慢慢地隨年紀增長，將不免面臨許多健康問題，身體必須跟著一起承受，包括發炎、感染......譬如生病後，一些身體組織的衰弱，都會造成植牙同時受到波及。

　　植牙的好處，對全口無牙患者來說受益最大，因為已經沒法忍受長期以來活動假牙所帶來的不便，且活動假牙的製做，已經面臨到牙床很不理想的挑戰，齒槽骨的流失或者軟組織的一些增生，造成活動假牙沒辦法固定，相形之下，植牙是屬於比較好的選擇。

　　另外，對連續缺牙偏在某一側的後牙都缺下，沒有辦法用傳統的固定假牙，來延伸做成橋體，所以植牙的確是比較好的考量。但牙齒與牙齒之間的缺牙，或是某些程度美觀區的缺牙來說，則有必要進一步評估，植牙是不是比較好的選擇。

植牙是不是最好的

植牙是取代缺牙其中一種方案，是不是最好，要看情形，如果在不傷害自然牙的情形下取代，是比較理想的選擇，但是如果可以不植牙，是不是也是另外一種考量？在臨床上，我以「在我的家人」身上做最好的牙科醫療態度思考，不是幫他們植牙、而是幫他們不要植牙！這就是提醒各位讀者朋友：預防的重要。

植牙一般取代的都是已經蛀得太厲害的蛀牙、嚴重牙周病留不下來的牙齒、一些咬裂的牙齒。

如果在發現蛀牙尚可以處理階段、或牙周病可以治療階段、或是牙齒一有裂傷就先去做修補；這些處置都可以把自然牙留下來。我認為，這才是最好的牙科治療的選擇！

植牙不是最快的假牙製做方式

除非把所有的牙齒都一起拔掉，植牙可能可以最快的重建全口的牙齒，但是如果是置換單顆牙時，可能植牙反而是比較需要花一些時間的。

植牙之前如果要拔牙，這傷口可能需要等一段時間，兩三個月、甚至超過這時間，才能夠進行植牙。植完之後，不是馬上就能受力，特別是植牙如果是單顆或者是一兩顆，通常沒有跨過一個牙弓，左右兩側很難同時立即受力，所以在植牙的治療裡，除非是選擇把所有的自然牙都一併去除，然後同時把植牙放進去，才能達到最快的效果。

發生在美觀區的蛀牙問題，牙床骨條件還是好的，可能可以比較快的把植牙放進牙床，暫時取代門面上缺牙的燃眉之急。植牙大概在這兩種情況下，會有可能比做傳統固定假牙或活動假牙來得比較快些。

植牙絕對不是一勞永逸

植牙有些常會面臨到的問題，譬如說瓷會崩落，

甚至固定植牙冠的螺絲鬆脫，也許發生周圍組織萎縮或流失，譬如牙肉退縮了、骨質流失了、跟鄰牙的縫隙產生了變化，因為植牙植入到齒槽骨裡，受到了鄰近牙齒繼續萌發的影響，造成跟旁邊牙齒的接觸點、或者咬合高度發生變化，這些都是可能發生的。

　　植牙不外乎就是解決缺牙替代方的一種，但是從來沒有保證「今天植入的這顆牙能完全不變」。變，很可能是植牙本身有變化，也可能是周遭的環境產生的變化。所以對植牙不要有過度的期待，植牙並不是植入後，便一勞永逸不會出問題的產品。

　　所以植牙並不是最好解決問題牙的辦法，從醫療的角度來看，植牙更不是一勞永逸的產品或醫療，完成後就不會有問題。牙醫們慢慢發現，植牙所衍生的問題，可能是目前來講在牙科裡最棘手的，若從維修的角度去看植牙，的確患者所付上的代價，還是必須

告知。因此植牙後的維護，必須重視，特別是植牙並非種進身體後就可不管它，必須得好好的定期保養，才是植牙能如所預期的達到「物盡其用」。

　　我始終強調——就一位植牙醫師而言，「會植牙，就要會維護、會修理，不然就不要植！」對病患而言，一旦植牙就要有「維修配套措施」，若能有專職維護人力每 3-6 個月定期幫忙維護保養，才是健全的植牙系統、全民的福祉；這也凸顯出植牙患者，極需要口腔衛教人力的協助。

　　植牙雖然可能是取代缺牙最好的醫療方式，我依舊要在此提醒：如果還沒有「妥善治療牙周問題」之前，就貿然植牙，就像把豪宅蓋在地質正在流失的山坡地一樣，未來很可能會因為牙周炎等擴散或併發，造成了植牙失敗。

無限想像的美好術語背後真相

　　走在街上，或在網路上，植牙的宣傳到處氾濫，是什麼樣的術語會讓人怦然心動？我舉出坊間最常聽到的七大術語，來讓讀者朋友們一窺究竟：

無痛植牙

　　顧名思義，就是「沒有讓患者感覺到疼痛」，便輕鬆的完成了植牙。

　　我想，每位植牙醫師應該都是努力的朝著這個方向來照護患者，在每個療程的步驟中，不會很明顯的感受疼痛，時下高超的麻醉技巧，的確是可以讓人在植牙過程經歷最少的疼痛，但是只要是植牙、需要麻醉，基本上就有打針的疼痛感；有些人覺得無所謂，

但有些人就覺得已經是很大的折磨。所以一般來說，無痛植牙並不是完全無痛，還是要過打麻醉針的這一關。

　　大部分的植牙，只要麻醉適當，整個手術過程基本上都是無痛的，也不至於當做什麼噱頭來吸引病患上門。這麼說好了，沒有任何無痛的植牙，即使是使用雷射，畢竟都要經過適量麻醉，應該是說「少痛」或者是「減痛」的植牙，才是真正的意涵。

微創植牙

　　是傷口很小、或是切與縫合都可以避免的一種植牙手術，這是需有特殊狀況才合適，並不是所有患者都可以做的。

　　做微創植牙，必須要植牙之處的牙床條件很好，或是因為門牙區需求特殊、只能選擇較窄的植體，才可以用微創的方式來完成植牙。

　　微創並不表示無痛，但是可以縮小傷口，術後的不舒服會明顯的減少，當然手術過程也短，所以給民眾的整個感覺是比較優的，接受度當然就提高。但是請記住，微創植牙是有條件說的，應先以個人的實際狀況跟醫師做溝通。

舒眠植牙

　　是指患者一覺醒來，牙就植好了；這是借重植牙過程中，請麻醉師來做的靜脈注射。

　　在國外，已經非常盛行用於拔智齒或一些較高難度的牙科手術；在國內，許多牙醫也開始採用，特別是對牙科手術或植牙恐懼的患者，提供一個讓他們可以比較安心的選擇。當然在某些情形下，比如所植的牙顆數不多，有些醫師會額外收費。而且要進行一個所謂「知覺性的全身麻醉」，靠藥物讓患者進入睡眠的狀態，個人的健康評估需列入審慎考量。如果病患能夠在傳統的麻醉方式得到不痛滿足的話，不需要特別進入這種舒眠狀態，除非有極大的恐懼，無法依賴用口服鎮靜劑只好選擇舒眠治療來度過植牙過程中的緊

張與焦慮。

立即植牙

通常是針對有問題的牙還沒有拔，在拔牙的同時緊接著植牙，就是立即植牙。這可以縮減等傷口癒合然後再植牙的時間，而這等待時間通常至少三個月。

若發生在美觀區（門牙區），條件允許下甚至即做暫時假牙，特別是拔了牙後得面臨一段缺牙的尷尬期，立即植牙的確為許多患者減少許多不便；在後牙區，也有些患者拔完牙要求立即植牙。當然立即植牙也有保存牙床、牙齦乳頭，或者是牙齦邊緣，在執行手術完善的情形下，可以有效的得到保存。

基本上，立即植牙這樣的手術，除有賴於醫師在技術面上能有相當完整的訓練與經驗外，在患者本身組織的復原上，也會面臨到一些考驗。通常在這些拔牙窩裡，沒有辦法植入跟拔出來的牙「相同粗度的植

牙根」，必須得面對如何填補一些骨粉，甚至使用一些
再生膜，來幫助復原期間，得到最好的支持骨重建在
植牙周圍。

很多口腔習慣不好的人，在咀嚼方面要有些節制，
若飲食控制上有困難，或者常抽菸、喝酒的族群，就
需要特別小心這種立即植牙；因為在顧及傷口良好癒
合，患者得嚴格遵守咀嚼限制，才能夠得到理想的立
即植牙結果。立即植牙所依賴的，是良好的血塊在初
形成期不能受到太多干擾。立即植牙的確在現今的植
牙界，成為一個值得參考的術式，在獨特的條件下的
確有它的好處特別在前牙區為了免除一些得面臨暫時
修復缺牙的尷尬困擾，的確是福音，但我在後牙區會
比較傾向讓傷口好了，再來進行植牙會比較簡單或容
易控制一點。

3D 齒雕植牙

是使用 3D 數位技術來製做植牙上部的結構，就我
們在口內看得到像牙齒的部分，是依靠 3D 齒雕的技術

來完成假牙的製做。

　　這是在牙科界比較新的技術，也慢慢漸趨成熟，需要有很好的設備、儀器，以及技術，來得到最理想的結果。如果患者對牙齒顏色的重建，或是美觀區的要求比較高，可以試著對 3D 齒雕多做了解。目前技術數位化的完成度雖越來越成熟，但也還有許多的空間可以提升。如果是單顆牙或者是一個牙橋，少數幾顆牙完成的 3D 齒雕效果目前是比較好的，如果說許多顆牙同時在一個齒列完成，就面臨到比較大技術上的考驗，可能期待在未來，會有更精確大面積的掃描技術可以克服。

雷射植牙

　　雷射植牙的噱頭，勝過實際的效用，通常速度沒有比傳統快，成功率也沒有比傳統高，但是似乎擁有這樣機器的醫療院所，宣稱可以這麼做，那患者是不是也會誤以為這樣接受植牙真的比較好呢？在植牙上有很多的條件，牙肉、牙床骨，還有很多緻密度的問題，都是需要比較有精確度把握的「模具手感」，來幫

忙輔助判斷的。

　　雷射植牙是高科技，相較於一般使用原廠鑽具的
效率低，不過可以免除用刀或鑽頭，看似方便，但是
目前因植牙而發生的許多併發症裡，我們看到雷射植
牙須要有非常妥善的條件控制、以及執行的技巧。要
不然很容易在雷射植牙的過程裡，造成組織溫度的失
控，就是過熱了、或者是組織的灼傷，使得復原達到
不理想的情形。

　　雷射植牙嚴格講起來，除非患者口腔條件非常好，
才值得來做雷射植牙；如果條件不允許，比方要做些
牙肉與骨頭修補的，雷射是沒有辦法去幫忙任何補強
的動做，它只是「去除」的一種工具。至於價值論，
因沒有更好的效果及可能出狀況的機會較大，若再收
取額外的費用，價值偏低，我個人不建議。

多合一植牙

意味著同時拔牙、頂竇、植牙、補骨、補肉及做假牙一次搞定。聽起來很完美，很多奇蹟可以一起發生，就像植牙得來速一樣。嚴格上講起來，除非條件真的非常好，而且又很急著想要牙齒可以用，這個時機才會考慮。

但事實上，若患者條件稍微具挑戰，骨質、骨量較差一點，就是有高風險的。多合一植牙需要患者有好的條件，並且有額外的費用產生，技術層面當然是需要對植牙非常有經驗的醫師，可以嘗試做到。

遲早要植，不如早點植

意味著：「既然植牙是比較好的選擇，自然牙有問題就趕快換掉吧！」

事實上很多牙還有機會可以治療保存下來，千萬不要讓醫生的治療計畫比自己還要急，特別是自然牙還在是否要選擇拔出來換植牙。有些時候，拔牙會全面性進行以方便植牙可以及早完成，特別是左右兩邊

都有不好的牙齒、或中間有一些牙齒會影響到整個植
牙計畫。有些醫師可能會選擇多拔幾顆牙齒，或把牙
齒都拔除來進行跨牙弓設計，這時候就看患者自己，
要選擇「有這麼急著」要拔掉這些牙齒嗎？還有沒有
時間可做治療？或者是在治療過程中，已經不能再忍
受療程的耗時、疼痛與金錢的壓力？這些都值得深思。

　　這個「早」，指的是在有計畫之下的「早做安排」，
不是無所謂的在「衝動下付諸行動」！有些人的植牙，
通常在整口自然牙拔除後，立即做全口的植牙，期望
馬上就能有一付新的假牙。

　　全顎植牙的訴求，在於除了提供更好的支撐力，
能夠早一點重享美食，還有減少組織受傳統活動假牙
壓迫後，骨質流失快，難以彌補的情形發生。

　　但有些患者植牙條件並不理想，如果貿然把植牙
放進去，不是最好的結果，特別是對牙床骨、甚至是

患者的牙肉條件事先需加以補強，才能夠滿足植牙治療後的理想。即便是在美觀區的植牙，通常患者已經被牙周病破壞一段時間，或是牙床已經發生一些萎縮後，一拔掉牙齒、馬上匆促植牙，基本上是不容易得到美觀的。

植牙術語的真相剖析

術語	牙床條件	費用增加	技術要求
無痛植牙	無關	不一定	不一定
微創植牙	尚可	不一定	尚可
舒眠植牙	無關	尚可	無關
立即植牙	有關	有關	有關
3D齒雕植牙	無關	有關	不一定
雷射植牙	無關	有關	不一定
多合一植牙	高相關	有關	高相關
遲早要植，不如早點植	高相關	不一定	有關

自我評估，聰明植牙

植牙風盛行，讓不少缺牙的民眾誤以為「牙齒掉了沒關係，只要植牙就好！」事實上，患者事先要做的功課有：

口腔因素

首先要有缺牙，或者因嚴重的牙周病，有些牙齒可能不保了，或者醫師提醒可能不保了，才考慮要植牙。

心理因素

在此我慎重提醒，植牙不是「買裝飾品」或「養隻寵物」或當是裝一般的假牙，植牙是建立一種骨肉

至親的關係，對植牙要有責任心，而且要有一輩子的
照顧。

身體因素

最好是 20 歲以上，全身做過身體檢查，清楚了解
整體健康是否有問題，掌握自己的病史、服藥史，如
果有一些疾病，是不是已經得到控制或是治療。

時間因素

短期內，1-3 個月或條件差一點的，到 6 個月內，
手術期需要與醫師嚴密地配合。中期的部分，如果完
成假牙可能 3-6 個月或是一年，稱之為「假牙後的磨合
期」，需要適應咀嚼與清潔。長期來說，對於自己的牙
齒可能超過一年、兩年、甚至若干年後，要請醫師做
一些維護跟保養，看植牙是否仍然保持使用上的正常。

經費因素

一顆植牙，平均大概約花 10 萬元，臨床上視患者
個人條件好壞來做加減修正，3-6 個月間的花費，需要

有良好的財務規劃，免得捉襟見肘，建議費用部分，真的要與醫師事先做好詳實的討論。

植牙的絕對禁忌症

身體有什麼狀況，是絕對不能夠植牙的？通常有幾項屬於牙醫在植牙上是絕對的禁忌症：

曾經發生過心肌梗塞，發生過心肌梗塞後，近期之內有心肌梗塞或中風或是被診斷出有心臟瓣膜的贋復體，就是心臟瓣模做過修復換過一些人工的材料。

有嚴重的腎功能異常、或者是免疫低下、正在進行癌症治療、對藥物有一些成癮性；包括在精神上有不穩定、接受治療中的患者，也是有相當高的風險，建議以上的族群暫時不要考慮植牙。

植牙的價格不菲，患者相對要求較高，一旦出了問題沒妥善處理，就很容易造成醫病糾紛。曾有調查

報告指出，牙科診療糾紛中，植牙排名第一，甚至有患者因為植牙失敗而提起訴訟。

　　植牙的失敗，最主要原因在忽略了先控制明顯疾病，特別是牙周病；人工植牙是在「幫助」自然牙的不足，而不是「取代」自然牙，因此牙周環境相對的重要。況且，並非所有想要接受人工植牙治療的患者，都可接受這種治療方式；必須先經由醫師評估患者牙床骨的「質」與「量」是否足夠？通常這需要借助局部斷層掃描的輔助診斷，考量患者是否有其他全身性的疾病，因為這將會影響到植牙的預後及美觀，務必與醫師充分溝通後，再決定自己可不可以植牙。

適合植牙的年紀

　　先以年紀來看，首先年紀輕的，我衷心建議：20歲以前盡可能不要植牙，雖然有文獻上支持 16 歲女性就可以植牙，但風險仍偏高。因為人的骨骼發展沒有辦法依照一些單純的檢查就確定，一般來說 20 歲以上，才被認為骨骼的發展、牙齒齒列的變化是相對比較少的；有人到 25 歲，都有可能萌發出智齒，有些人

甚至在更晚年才會萌發。這些過程只要有牙齒的移動或是缺失，都會造成齒列的一些變化，況且在某些咬合比較不理想的情形下，我們顏面的成長也都可能有些變化。所以對年輕人來說不是只要缺了牙，就非得考慮植牙的治療，也許可以再等到智齒已經萌發或拔除之後再決定。

一旦開始植牙，牙床位點不再有變化發生

植牙一旦開始進行，就必須去面對所植入的牙床位點不會再發生變化，如果自然牙還有萌出或移動的變化，這是牙醫非常不願意見到的。我們在修理一些植牙也發現到——

植牙植入之後，就不會再移動，但其他牙齒仍有可能發生萌出或是移位，而與植牙產生格格不入的變化。通常這種現象都是在年紀輕的植牙族群比較常見。

雖然有報導說 16 歲以上的女性、18 歲以上的男

性可以植牙，我認為最好可以往後延 4-5 年，提醒急著要植牙的年輕人，等 20 歲之後再觀察評估，當然最好是智齒都萌發出來後再做決定。

老年人植牙的問題

基本上，植牙的年限並沒有說超過 80 歲以上，就不行植牙，我們植牙讓病患使用方便、完善，有很好的咀嚼需求，即使最高年齡高達 94 歲以上的健康老人，我個人的經驗是沒有問題，只要別讓植牙過程成為老人家生活上或身體健康上的超載負擔，過度折騰反而折損壽命。

自然牙的拔與不拔

　　拔牙是最不得已的選擇，需要拔牙不外乎有以下五種情形：

　　1、患者本身想除之而後快。

　　2、牙變長、長歪或阻生的智齒已經影響鄰牙。

　　3、為矯正的需要將擁擠的牙齒拔出騰出空間。

　　4、一般科牙醫師無法進行患者更要求的其他診療方式，又不想轉診給專科牙醫師。

　　5、專科牙醫師以其專業及經驗判斷，真的無法保留自然牙狀態下，才會進行拔牙的終極手段。

　　牙醫的判斷準則包括牙齒搖動的程度（齒槽骨的支持度）、這顆牙是否可以應付其所在位置該具備的「功能性」等等。有個觀念一定要調整：

若能延長自然牙的使用期限，比植牙更重要！

　　前牙區的植牙除了能切能撕的功能外，發音之舒適性，還有很重要的「美觀」考量，而後牙區的植牙主要以咀嚼的功能性為主。因此前牙若無以上問題，該想盡辦法恢復健康保留下來。反觀只要自然後牙有相當的破壞，影響到功能則會傾向拔除以植牙或牙橋來滿足咀嚼功能。

決定「拔牙」後植牙，必須要三思

　　一定要有完善配套的治療計畫才能去執行拔牙這個動做，因為拔一顆有時會影響很多顆，所以才說「拔牙是最不得已的選擇」。

　　拔牙後需要植牙時，如果齒槽骨流失，會使植牙的效果變得不可預測，為了達到最佳效果，醫師會使用自體骨、異體骨、異種骨或合成骨等骨粉，來幫助患者建立穩定的植牙基地；假使齒槽骨流失太嚴重，

還會包覆再生膜，提高成骨的機會。

　　如果從「不影響鄰牙」的思維切入，植牙的確是缺失牙的最佳替代方案，尤其當全顎缺牙需要全口重建時，多顆植牙的方式可以將植體穩固的連結在一起，使假牙不易動搖，但是我們一定要認清一個觀念：

　　人工植牙是「幫助」自然牙的不足，而不是「取代」自然牙，「尊重自然牙」的態度，是每個牙醫師都應具備的醫療道德。因為自然牙的牙根，絕對比人工牙根耐用，在優先保留自然牙牙根的前提下，應該先考慮假牙　復，牙橋等技術，都已是百年經驗，經得起時間的考驗。如果以上方法皆行不通，才考慮最後的手段──拔牙。

　　拔牙其實是製造新的問題，而不是解決問題，因為會產生牙骨牌效應，造成「缺一齒、倒整排」的窘境，除非真不得已必須拔牙，才來考慮進行人工植牙。

拔牙不得已的原因：蛀透、根管病、根管裂

一般來拔牙的患者，會心甘情願的多半是做矯正，為了騰出一些空間，把參差的牙齒排齊。有時候因為乳牙在發育的過程中被恆牙所取代，這是牙齒自然替換的過程，但有些乳牙卻沒有被恆牙替換，繼續在口腔裡面。我也看過許多的案例，除非這些牙齒已經岌岌可危、影響了功能甚至美觀，不然很多的乳牙雖然根很短小，只要能正常使用，還是有機會讓這種牙齒繼續在口腔裡，行使它所要負擔的功能。但如果是牙周病的破壞，已經嚴重到治療沒有機會再改善支持來滿足該牙的功能或是垂直移動的牙齒，基本上是沒辦法保留的，就要考慮以拔除來面對了。

牙齒裂掉的原因

通常牙齒裂掉有兩種，醫師的考量也不一樣：

第一種，是做過根管治療

沒有把套子做好，導致把牙齒咬裂了，或純粹只

是因為個人的牙齒結構比較脆弱，這是在根管治療之後，牙結構上的變化可能產生的情形。

第二種，某些特殊力量，把牙齒弄斷、弄裂

如果牙齒沒有抽過神經，也許稍稍補過牙，甚或是完全健康的牙齒，因為某些特殊的力道或增加的頻率，把牙齒撞斷了、撞裂了、或咬合施力不當，而把牙給咬斷或咬裂了，必須得拔除的牙齒，就要非常小心，這種現象屬於高風險。這樣的族群，必須有一個植牙特別的方案，在考慮植牙時，是不是要針對他的咬合，有更加強的做法？

比如說，患者因為有咬裂現象，必須更換牙齒而植牙，為了不讓植牙重蹈覆轍受到特殊力道，需要戴一種「保護咬合的板子」，通常是透明的、有點彈性，或者是硬的放在上顎，以至於戴起來上下牙齒不會直接產生相撞擊，而彼此磨耗或把力量傳導到牙齒及關節、而使得牙齒的結構受到極大的挑戰，甚至崩裂的情形。

當牙根裂了，特別是縱裂或是根管從裡面鈣化穿

孔，無法通過一些擴大來除去大部分的壞死組織，這
樣的牙根也可能要考慮拔除。有些牙齒因為結構已經
明顯的損壞，剩下牙根的長度太短，以至於未來的補
綴或修復，已沒有辦法得到有效的遠期結果，也會考
慮拔除。

　　因矯正而拔牙，是為了騰出空間；乳牙沒有被替
換已經有狀況，致使該牙無法有應有的功能；或是牙
周病的牙齒已經有垂直移動，支持的量不夠在那個齒
位上提供合適使用；另外是根管的結構或是牙根的結
構已經發生變化，這些都是考慮拔牙的因素。

　　拔與不拔、搖與不搖、要與不要，這三件事拔牙
前要綁在一起思考，罹患牙周病的牙齒，不是產生搖
動就不能繼續使用，許多發生搖動的牙齒是因為發炎
及咬合創傷，這兩個原因產生的搖動，只要透過適當
的治療都可以被改善，使自然牙的壽命可以被延長。

　　產生搖動的主因若是齒槽骨的流失，搖動幅度過

大，還可以試著透過補充骨量來克服。其他骨質造成牙齒的搖動，例如有些矯正中後期、更年期間，這些狀況產生的搖動就比較無法改善。

牙周病治療

以臨床上的經驗來看，必須以功能性來做考量，假設嚴重搖動的牙齒，是位於用來咀嚼的後牙受力區，就會傾向建議拔除，如果是位於美觀為主的前牙區，由於受的力較小，就比較傾向儘量保留自然牙根。

大部分醫生的觀點，通常認為動搖的牙齒是不良於咀嚼，其實不盡然！在我的臨床經驗裡，有部分的患者仍是會繼續使用會搖動的牙齒。所以依據患者的意願，我仍會盡量幫患者保留會搖動的牙齒。

我呼籲牙周病患者，從大處著眼、小處著手

「大處著眼」是希望最終能夠在美觀區，讓患者有理想的笑容，做為大方向計畫的終點，但在著手醫療時則以「小處著手」，會考量先滿足健康的需要、功能的要求，再給予舒適的考量，最終才會是患者合適

的美觀。植牙，跟有牙周病的牙齒，我覺得可以從拔
與不拔來做考量。我認為只要是仍可以使用、具有功
能性的牙齒，應該是儘可能的治療，以求能保留不拔
除。但如果說患病的牙齒，是位在已經影響咀嚼功能
的後牙區，就看治療後的效果，來判斷留與不留。因
為前牙區對於功能性的要求不高，如果牙周病的迫害
不那麼嚴重，則會傾向留下自然牙根，當然治療的效
果會與患者本身的條件、意願、醫生的經驗能力都有
關係。

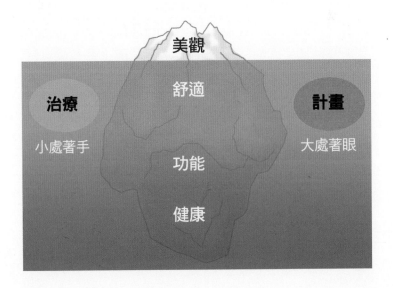

治牙周病，著重在細菌的控制

　　牙周病沒有燙手的牙齒，只要給予清潔就有可能改善，除非有牙髓、根折裂併發急性疼痛才會急著拔牙。因此最保守的方法，是在有牙周破壞的傷口牙齒區域，做清潔去除牙菌斑及牙結石。如果確實執行醫囑，一般人都可以得到預期的復原效果，除非有些人在年紀輕時就已遭到明顯的破壞，表示患者具有早發性的牙周炎，或侵襲性牙周炎，這時牙醫師會建議患者增加使用藥物來控制，特別是投以抗生素的藥物，來達到細菌的有效控制。牙周病的牙齒因為支持組織已遭受破壞，假使治療後組織仍無法提供足夠的支持度及功能性，這時醫生可能就會建議拔除牙齒，做植牙的選擇，來提供牙齒應具備的功能性。

什麼情形下可以考慮拔牙

　　提到要植牙的考量，智齒的位置是不會植的，都是植在智齒以外所謂的正規牙，正規牙的位置，要植牙之前如果還有牙齒在，就要考慮拔與不拔，差別在

哪？怎麼做考慮呢？

第一，是牙齒結構太差

譬如說蛀牙太深太大或者是縱裂（垂直的裂開）。

第二，是牙髓病無法改善

譬如說鈣化有阻塞、太彎、太複雜，或只是有側根管、根管穿孔或斷折器械的情形。

第三，是牙周支持太弱

通常這些牙齒有垂直的移動、或前後擺動、或者是某一邊的骨頭破壞已經到底了、或者是分叉的破壞，多餘一根牙根的牙齒，在根與根之間的破壞太嚴重了。

第四，就是阻生牙

埋伏在牙床裡，沒有完全長出來，或是完全埋伏的牙齒，需要空間重建，與阻礙其他牙重建移動牙齒時會擋到路所以需要拔除。

第五，是殘留的乳牙

有些殘留的乳牙在功能上沒什麼問題，結構也完整，除非影響美觀、功能不良、結構太差，可以考慮拿掉。

第六，是為了釋放空間

通常是為了矯正比較擁擠的排列，通常是拔除小臼齒來釋放出空間。

第七，犧牲小我

在狀況不佳的全口口腔裡，要進入重建必須犧牲小我來完成可以一致、跨弓的假牙，這種從左到右跨過整個牙弓一致的假牙，製做時有些牙齒條件稍微差一點就被考慮要拔牙了。

第八，擋路牙

有些牙雖然沒有太大問題，但整體計畫裡面會影響到跨橋的設計，這些牙在位置上並不是最理想，就

選擇拔掉這牙齒。

　　不拔的有什麼考量呢？如果牙齒結構不良，我們可以考慮把蛀牙去掉或完成根管治療甚至把蛀牙比較深的用冠延長術把比較長的牙根保留下來做成傳統的牙冠。第二，牙髓管道不良的話，可以藉著專科來使用顯微根管克服。第三是牙周支持不良有機會藉著再生手術改善骨質、調整咬合改善頰舌側的搖動度增加功能，這是牙周病治療有機會能夠改善的。第四個是功能牙，牙齒有很好的功能可是在整個 X 光與臨床判斷治療效果卻是很難掌握好的，功能很好有問題但很難治療得好的牙齒是可以考慮不拔的。第五個是沒有功能的牙齒，破壞得很厲害但是患者就是想要留在口腔裡面，如果是因為牙周病破壞的，建議還是治療才不會影響旁邊好的牙齒。

牙的植與不植

　　如果以不影響鄰牙的診療思維切入，植牙的確是缺失牙的最佳替代方案，尤其當需要全口重建的時候，捨取植牙的方式，較弱的牙齒能因植牙分擔力量改善受力，但是我們一定要認清一個觀念：

　　如果鄰牙都是完整的，在不傷害鄰牙的情形下，才選擇最後的手段——拔牙後植牙！

　　一般來說拔牙若不先規劃好，其實是製造新的問題，而不是解決問題。因為時間久了會產生骨牌效應，空間與鄰牙會倒進來，對咬牙長進來，造成「缺一齒、

倒整排」，更不用說缺牙在門面的窘境，除非真不得已必須拔牙，牙醫師才會考慮進行。人工植牙一定要先預備好，門牙有缺時，有立即重建方案再拔牙，才不致造成無齒的尷尬。

　　拔完後牙，若同時整理擁擠的空間，可以考慮配合矯正把空間關起來；前牙可能有一些牙齒形狀上的差異，因為門面關係，會有比較多的考量。有缺牙，或許不用矯正，用牙橋跨過去；當然、如果前後牙有一顆牙是好的，或者是兩顆牙都是完美沒有被損害的，但牙齒要磨修，才能做一個牙橋，就必須考慮值得為了這顆缺牙的空間，而做磨修好的牙齒嗎？如果磨修造成損害自然牙的結構，也許植牙，就是可以考量取代缺失牙齒最好的選擇。

　　如果問牙醫師：「有誰喜歡在自己身上植牙？」我想沒有人會應和的。事實上，牙醫師在學生時代的整個訓練，就是希望能夠「把牙齒保存下來」為主要的學習目標，很多治療的內容跟學習，都是環繞在這樣的大原則，是每個牙醫師的基本素養；如果來得及，

我也不希望我個人或我的家人必須得以植牙來替換自
然牙。

　　在植牙之前考慮的醫療，就是牙科的保存醫療。
但重點是，必須在牙齒發生小問題時就接受治療，甚
至問題還沒出現時，能從預防的角度，開始把整個口
腔的健康交給牙醫師做定期追蹤保養，預防真的永遠
勝於治療。

　　牙周病、牙髓病以及蛀牙的治療，都屬於保存牙
齒的治療，我希望民眾能在牙齒有小問題時，能盡速
的透過這些治療，主要在防微杜漸，幫助牙齒繼續保
存在口腔裡，這當然是比植牙更好的首選醫療，就是
不要植牙！

　　當牙齒問題被拖延處理、慢慢變嚴重了，也不要
放棄牙齒能透過繼續治療來獲得改善，雖然可能療程
中會對患者做更多的配合要求、但是只要耐心治療，

多是可行且可復原的。以牙周病為例，醫師可能透過開刀、再生手術，使用一些生物材料來幫助醫治療效；根管的治療，可能需要用到顯微治療，甚至顯微手術來做進一步的改善；補綴的治療，可能需要補強重建的結構，甚至需要靠著一些手術的協助，因應當今材料學的演進盡量能夠達到理想的補綴……這些基本上，在牙科醫療裡是可行的。如果等牙齒問題壞到某個程度，沒辦法解決、必須得考慮拔牙，這種情形，我當然希望不要見到。

植牙是屬於「非必要性選擇」的醫療

　　貴、是形容東西價格，相對於一般生活必要所需，植牙是一種可選擇的「想要」治療，但價格偏高。如果從另一個角度試想：植牙是植進人體，所以必須「完全能夠相容」，承擔咀嚼重任、同時保護已衰弱的自然牙、改良對稱咬合、阻止對咬牙或鄰近牙的空間侵佔，改善咬合不良等等的最佳選擇，那麼，就不會嫌這樣的服務，是一個很昂貴的醫療，反而是很值得的醫療了。

　　植牙無所謂公訂價格，但是有參考價格，一般牙科服務內容，參考標準若以美國市場行情而定，植牙目前從三千到五千美金不等，是指植體從頭（牙冠）到腳（牙根）安裝在齒槽骨、到整個假牙的製做完成。有些依照醫師的知名度，甚至超過一萬美元以上。

　　在台灣，以大醫院普通的訂價，從八萬到十萬元不等，而坊間牙科診所，會視醫師個人在學歷、經歷、設備、材料、人事等成本調整差別，植牙價格可能下修或上抬；但價格高低，千萬不要只成為患者判斷醫療院所植牙能力或好壞的盲從指標。

　　既然植牙是較昂貴的醫療行為，患者應該認真的要求醫師：植牙之外，是否也會幫忙口腔的照護？包括牙周健康、蛀牙控制、口腔空間改良等等配套措施，是否一應俱全？都能顧及並安排完善的後續相關回診。這樣才能確保植牙在高單價與相對要求品質的口腔醫療中，得到完美呈現。

如果說植牙是棟高級住宅，就該放在高級住宅區，同時整頓周邊鄰近的環境相互搭配，要不然現在很多人匆促植牙，是把牙植在貧民窟裡，緊鄰的是周邊的牙周持續在崩壞、牙齒咬合不良、到處蛀牙林立⋯⋯我想這不是任何一位植牙患者所費不貲後樂見的下場。

第三章

植牙新鮮人的功課

先了解口腔的現況

植牙前，醫師會先了解口腔軟組織的情形，首先評估掉牙的原因，掉牙的原因很重要在於若掉牙是因為蛀牙必須汰換，基本上植牙面臨的風險是比較低的。通常因蛀牙而拔牙、更換植牙後不會有蛀牙的問題，如果是因為牙周病而拔牙，那就要小心。

如果這顆牙齒掉的原因是牙齒搖得很厲害、牙齦退縮得很厲害、齒槽骨有些明顯的流失、或是已經因為牙齒的支持度不夠、不能夠有效咀嚼，因這原因而拔牙，就要先思考有沒有其他顆牙齒有同樣的牙周問題，只是沒那麼嚴重而已。

有牙周病，一定必須先做治療

　　若是掉牙與牙周病有關，必須先治療其他牙齒的牙周病，同時控制未來在執行植牙過程中，牙周必須是健康的，才能夠把植牙放進牙床；同時也讓新的植牙在口腔裡，不易受到牙周疾病的困擾。因為來自於鄰牙的牙周問題不先解決，會使得牙周細菌隨著血液在身體流竄，不僅會影響到我們全身系統性的疾病，同時會影響到鄰牙的牙周。有些牙周疾病，例如只是牙齦炎，對植牙沒有太大風險，而牙周炎如果變成中度或重度，卻沒去治療是高風險，但是如果治療後，風險就降低成為中風險。

　　不要輕忽僅少數幾顆牙有牙周病，就認為應該影響不大，只要有一顆牙有嚴重的牙周病，患者都須要立即尋求治療，幫助整個牙床能夠免於牙周細菌的破壞困擾。

　　牙周細菌屬於身上本來就存在的菌種，先天性發生在會被牙周病侵犯的宿主；而後天的發病，是因牙齒周圍的環境清潔不良，使得某些特別讓牙周病發病的厭氧菌，有明顯增加、超過身體的負荷，於是誘發了牙周病。

　　不要期待牙周病治療完，會把細菌完全消滅，牙周病的細菌可以在不影響身體的情形下，非常少量的維持，雖然存在，但是不至有影響，這是牙周病界為什麼長期以來，希望患者能充份合做，進行牙周維護的原因。

　　因此，牙科醫師通常會提供口腔衛教，使得患者能夠在治療完成後「自我維護」牙周的健康，這樣對牙周病的治療，才可以得到最好的結果。上述這些，便是我為什麼要強調「因牙周病產生的拔牙問題」要被特別重視的原因；必須得先一併考慮到其他牙齒的牙周治療，再回到植牙的問題。

　　在接受植牙之後，一樣需要定期的追蹤保養，看看植體周圍的一些牙周現象，是否也可能受到了一些

牙周細菌的侵擾？雖然植牙完不會那麼快的有牙周病，但相對發生時間，還是比一般成年人發生自然牙牙周病的速度要快。

　　植牙本身沒有像自然牙的牙周韌帶，跟我們自然牙上面的結構是不一樣的，自然牙在牙周韌帶裡會有一些斥候角色的細胞，快速察覺病菌侵擾。反觀面臨細菌侵擾的植牙，反應比較慢，植牙旁邊的細菌只要能長驅就直入；自然牙通常受到牙周病的攻擊，差不多 6 個月或一兩年，才因發生變化被注意到；但植牙最短 3 個月，就可能發生植體周圍的變化。

美觀區的植牙

植牙如果是要植在美觀區，看不出哪顆是植牙？哪顆是自然牙？這是最理想的美觀區植牙。看不出來是什麼意思呢？如果我們只是要牙齒白，顏色看起來可以接近本來的自然牙不難，最主要的挑戰，會在於牙齦線的部分，也就是上顎前排牙齒跟牙肉相交的地方，所形成的一條與上唇呼應線，稱為「牙齦線」。

▼ 美觀區牙齦特徵

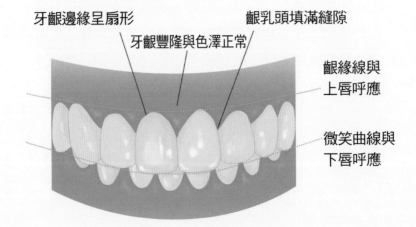

牙齦邊緣呈扇形　　　　　　　　齦乳頭填滿縫隙

牙齦豐隆與色澤正常

齦緣線與
上唇呼應

微笑曲線與
下唇呼應

　　美觀區植牙，須特別兼顧手術以及假牙製做過程的完美呈現，包括：

　　• 牙床骨的處理，使骨的基礎能夠打得好。

　　• 植入的過程，能夠放置到很好的位置及角度並且選好植體設計。

　　• 在眼睛看得到軟組織的部分，能把質和量處理得很好，不至於有太多的皺褶與疤痕，或是顏色、型態不合的情形。

　　• 選擇合適的穿出牙肉外面的配件以便銜接假牙冠後，給予植牙旁邊的牙肉足夠的支撐。

　　• 假牙的製做上選擇跟自然牙透明度、顏色、型態比較一致的要求。

　　所以在美觀區的植牙，如果要求很自然，達到美觀的效果，恐怕植牙的牙醫都得接受嚴格的挑戰。建議患者要多打聽、找經驗足，對自然牙有能力改善長短來搭配植牙，且在植入前能有規劃很好的醫師。

牙齦肉的真真假假

　　發生在美觀區的牙齦的萎縮也讓病人傷腦筋，原

來自然、軟的牙肉緊緊的包覆著潔白的假牙，襯托得很美；但慢慢的牙齦有萎縮、塌陷的感覺，甚至牙齦的邊緣慢慢的退縮到露出金屬的植體，感覺植體要露出來，請趕快找牙醫幫忙。後牙區的牙齦美觀與否不是很大的問題，門牙的美觀區會是病人比較被在乎的，尤其植牙的選擇是在美觀區，牙醫有必須去評估了解：如果說在美觀區的口腔環境已經發生惡化的情形，就要做進一步的了解與排除。

在植牙的　復體製做上，如果牙齦線沒有辦法達到美觀的情形，一般都會在牙齦正常的位置，開始製造假的牙齦肉來以假亂真；這種假的粉紅色牙齦結構可以讓牙齒的比例看起來比較正常。但是假牙齦肉的製做，嚴格講起來，在顏色光澤的搭配，要跟鄰近的天然牙齦顏色能夠一致，是較困難的。

組織有缺陷，植牙後會露出植牙的金屬，
輕微時可以將牙冠做長一點來掩蓋，
但嚴重時還是要重建粉紅色的部分。

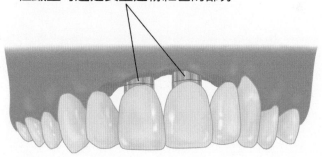

假牙旁假的牙肉（粉紅色陶瓷）填補
理想牙冠與不理想牙肉中的空間。

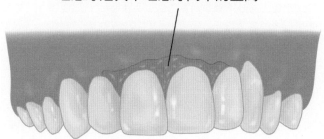

　　醫生當然希望假牙肉的製做，在美觀區能夠盡可能避開嫣然一笑時所露出來的地方，比方，如果是針對低笑線的患者，基本上是可行的。這樣低笑線的案例，需要用假的牙齦肉通常是一般骨頭量，或牙肉量有明顯缺失，而且不容易重建的情形下所採用的變通的方式。

　　在美觀區的植牙，醫師要能注意並了解患者的笑線，是否有合適的下唇線呼應門牙切端的排列；並評估上唇線和上顎前牙牙齦端的連線，是不是有些不夠理想的地方？得先診斷完善才能有效進行改善，才不會漫無方向。特別是笑時，有較多牙齦顯外露的情形要更謹慎，須跟醫師有足夠的討論，免得植牙後發現沒有辦法如預期的無法藏拙。

▼ 低笑線：大笑時不會露出上排牙肉邊緣

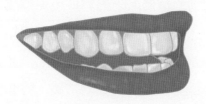

▼ 中笑線：大笑時微微露出上排牙肉邊緣和齦乳頭

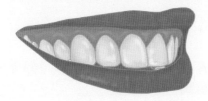

▼ 高笑線：大笑時露出上排大範圍的牙肉

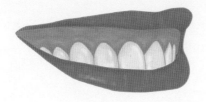

　　如果是要同時重建很多顆牙齒，也許醫師比較容易創造出好對稱的情形，如果只是缺失少部分的牙齒需要跟其他的牙齒來搭配，重建比較美觀的前牙，則有必要嚴密的規劃。牙肉是保護牙床骨跟裡面的植牙，目的除此之外還可以提供視覺的美觀，醫師會希望患者牙肉有些比較粉紅色的角化牙齦，來做功能性的包覆。

鄰牙的搭配

組織缺陷未處理或處理不佳導致假牙與鄰牙不協調，影響美觀。

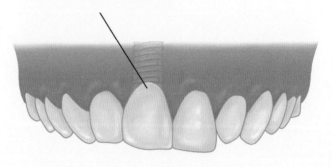

骨質、骨量的問題，攸關植牙成敗

通常植牙第一個要面對的關卡就是「骨質、骨量」的問題。在牙床工地勘查的預備過程裡，需考慮到如何選擇比較好的檢查攝影工具，來做檢測計畫。

▼ 植牙在骨質、骨量上有一定的寬度與高度要求

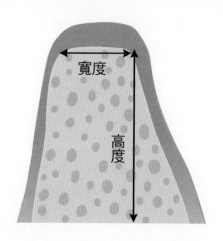

因此在牙床工地勘查的預備過程裡，需考慮到如何選擇比較好的檢查攝影工具，來做檢測計畫。

植牙的攝影檢查工具

X 光檢測

　　牙科 X 光是輔助判斷牙齒、骨頭甚至是關節的工具，必須對這些內容多做了解。因為到牙科門診一定會做口腔資料蒐集，這些資料能夠幫助牙醫師治療前對相關資訊做更精準的判斷。可以依著 X 光片顯影來協助診斷，提供未來的治療方案，而不同的攝影方式，針對不同目地的適應症，在臨床上牙科有常見的四種 X 光顯像的輔助：

　　・根尖片與咬翼片

　　看工地小環境，是「根尖片」及「咬翼片」，這都是比較小的 X 光片。根尖片主要可以看到牙齒整個長度，咬翼片不是針對牙根尖端，而是針對牙齒與牙齒之間，相咬的空間中骨脊變化。植牙有時候要先判斷鄰牙的牙周狀況或蛀牙情形或根管的現象、有沒有結石，都是要靠根尖片提供很精準的資訊。

　　換句話說，小片通常是針對口腔局部區域，像根

管或者是有蛀牙，或是針對全口的牙周治療，掌握骨頭的流失以及結石所在的位置，這些都可以靠小片子來看，也可以觀察到鄰近牙的狀況。

・全景片（Pano）

看工地附近大環境，是「環口景片」或稱做「全景片」，又叫做大片、環口片，主要是能看見所有牙齒數量甚至藏在骨頭裡面的智齒以及關節的關係。側顱片則是主要顯影針對矯正的病人在判斷前牙的關係，關節與上下牙弓的關節部分給予比較重要的診斷，如果針對植牙，除了要觀察鄰近牙之外，必須要掌握到上顎植牙區域跟側鼻竇，或是下顎神經管的關係，就必須要借重環口景片，可以看到顳顎關節與關節間整個上下牙弓的情形，有些阻生的牙齒也可以觀察的到。

要判斷骨量，要看到骨頭的高度，要判斷下顎後牙的神經管，上顎後牙竇底，就是要靠環口片。環口片的細節度是沒有像根尖片或咬翼片那麼高，而且還是有一定比例的變形，所以在精準度上面是要做一點修正；雖然環口片可以告訴牙醫還有多少骨頭的高度可以植牙，但寬度就有賴從斷層顯影來做評估。

傳統斷層掃描（tomography）

看工地剖面影像的就是傳統斷層顯影，補強前面所列出的顯影方式沒辦法顯示的寬面；片子可以讓牙醫觀察牙齒的剖面，知道骨頭有多少寬度可以先做規劃，不足通常需考慮要不要補骨頭？如果要精準的計畫出骨頭量的充足與否，一般來講先觀察的除了高度之外，就是寬度。但是傳統的斷層 tomography 顯影，牙齒重疊的模糊影像會造成分析無牙脊區的一些干擾，所以在判斷上面有一些可能會失準，因此必須得依賴電腦斷層 CBCT 來做。

電腦數位斷層掃描 (CBCT)

看工地 3D 精準影像，就是電腦斷層攝影，可以有效的提供骨頭高度與寬度外，也可以同時提供骨頭的質量、密度的情形，甚至可以在計畫上模擬未來要植牙的系統、植體植入的角度，整個呈現上可做更精準的判斷與規劃。數位電腦斷層有別於傳統的斷層，是數位化並且提供 3D 顯像，因為技術的提升有更好的解

讀效果。目前來講，切面只有數位電腦斷層，是提供3D 的影像，除了正面或者是側面或咬合面都可以提供，其他的影像都是 2D 的。2D 的部分，牙科臨床多是用根尖片、咬翼片或環口片都是正面，側顱與電腦斷層則是側面。

　　早期植牙在科技還沒那麼發達之前，所仰仗的就是需要靠環口片做判斷，也可以考慮用側顱片或所謂的傳統斷層及數位電腦斷層來做骨量的高度和寬度判斷，骨質的判斷在小片裡面我們可以清楚看到骨小樑的分布跟結構，這結構影響到整個承受力量的質密度或力量的分散，以骨密度判斷的話，最理想的主要是依靠數位電腦斷層。

患者對咀嚼功能的預期

　　植牙後，患者對咀嚼功能，希望到怎樣的程度？術前需跟醫生做討論、多溝通，譬如是要恢復到完全正常時，可以食用到什麼樣的食物？還是只要恢復到拔牙前能夠咀嚼就好了。

咬合的評估

　　當患者已經發生咬合需求的問題,「改善咀嚼功能」的程度需明確定位,以免術後發生不如預期的糾紛。患者所期待的是要求,是要更年輕的咀嚼功能?還是只需要現在已養成的習慣、能夠咀嚼就好?特別是有夜間磨牙,或白天咬緊牙關的民眾,如果有這樣的現象,植牙完成之後在牙冠上面陶瓷易脫落,或是關節會有不容易掌握的情形,這些都需先進行審慎的評估檢查,了解要不要配合一些特殊的裝置,來幫助患者解決咬合的一些干擾。

患者自身的健康問題

提到個人身體健康的部分，雖然植牙可以被考慮，但現階段需要等待，等身體變更好一點，再請醫師做進一步評估，須被特別考量的因素包括：

抽菸

抽菸的確會讓口腔傷口復原受到挑戰，而導致效果七折八扣。菸裡的尼古丁主要有兩個影響，一是影響免疫力，二是提升了有害細菌的毒性，特別是有可能產生傷口感染的細菌，它們的惡性會加深，以至於在抽菸的族群要進行植牙、甚至是一般的手術，在復原過程，都要非常小心；我會特別囑咐長期抽菸者，要注意傷口的變化。

在植牙手術前後，能夠禁菸，當然禁越久越好，如果能禁一個月最好，要不然一個禮拜也好，都有困難的話，至少要 72 小時，儘量的把菸癮控制下來。當然也可能發生意想不到的變化，說不定就從此戒菸了！被我治療的牙周病患者，我從來不會放棄提醒他們戒菸，如果可以在治療的期間一併完成戒菸，那不是一舉數得嗎？既達到疾病治療良好復原的需求，並且讓自己身體健康，能夠得到更好的改善，同時也讓家人能過不受二手菸害威脅的有品質生活。

糖尿病

提到身體的部分，首先要確定糖尿是不是控制妥善？糖尿的控制不只是以血糖的值做為參考，血糖必須在醫師鑑定之下「有做到控制的」才可以，牙醫通常會以「糖化血色素 HbA1c」來做主要判斷，希望植牙的患者，糖化血色素都能在 7 以下，最好能控制在6.5，這是對植牙者身體須具備條件最起碼的要求。

有糖尿並不是說不能植牙，而是糖尿在身體的癒合復原方面必須要多費些心思，不要一次植很多牙或是一次拔很多牙，造成傷口癒合負擔。

　　植牙要接受組織的創傷，植入的材料會引起發炎反應，這些都會讓身體疲於應付傷口與同時要顧及很多組織的成長。糖尿的患者在這樣的負擔下，一般不太容易承受得好，基於傷口癒合的要求，希望糖尿病患者能有好的控制後，才來進行植牙。即便是糖尿病得到控制了，我們也不會太貿然、大動做的進行植牙治療，還是會小心，以小範圍、少顆數來進行。

骨質疏鬆

　　92% 以上的更年婦女會有骨質慢慢疏鬆的情形，並不是說骨質疏鬆是一種不適應症，而是說有可能、過去認為輕鬆可以應付的一些輕微的碰撞或受傷，現在怎麼都是骨折或是發生一些脆裂的現象，這種體骨

質的變化如果大到已經大於平常值 2.5SD 的骨質疏鬆密度，必須評估是不是合適來進行植牙。

　　有骨質疏鬆的民眾，需要注意自己在過去的治療有沒有使用特別的藥品，譬如說福善美，它會影響齒槽骨的代謝，如果在半年之內有注射或是使用藥物超過一年以上，都屬於要再進一步跟骨科醫生或內科醫生進行諮詢，看合不合適進行植牙。

疾病

　　身體有不知名的感染，或是正在進行一些化學治療、輻射治療，或是出血的問題；骨質疏鬆，糖尿病，年紀比較輕的人，除非身體或是習慣獲得改善，建議在植牙前先給自己一個等待的時間，來做更好的術前準備。

酗酒

　　酗酒會讓身體許多解毒造血器官疲於奔命，同時也會使傷口不管是止血、或是癒合，都可能受到酒精的影響。

工做過於忙碌

　　沒辦法給自己足夠的休息時間、壓力很大、連看門診、植牙過程需要的時間都是擠出來的。我要提醒：在植牙治療這段時間裡，特別是手術期，把植體放進牙床前到植入之後再把它露出來能夠使用共約三個月的復原期裡，希望能夠有品質良好的孕育過程。

　　植牙雖然不會自己從牙床骨跟肉裡面長出來，但是如果有孕育的角度，讓種進牙床的結構能夠好好的結合，以至於未來能依賴這新植的牙，成為有很好咀嚼力量，並且提供良好持久的咀嚼品質，這些是需要患者有心並遵從醫囑，才能達到預期效果的。

植牙重建的治療計畫

重建計畫，對植牙的患者與醫師是重要的「達成共識」過程，討論狀況的重點包括：

全顎缺牙

全顎缺牙基本上可從兩大重建方向來考慮齒列重建，一是活動義齒、二是固定義齒。

活動義齒

傳統假牙也可以用植牙來做支撐的，叫植牙的「覆蓋義齒」。

固定義齒

可以分成固定「可撤式」的，跟固定「不可撤式」的，這也是靠植牙支撐。有別於傳統假牙靠牙床來固定，固定義齒是可以借重植牙來協助，植牙的顆數越多，相對性固持的效果就越好。

覆蓋義齒可以使用 2 顆或者是 4 顆，固定的可以用 4 顆到 6 顆，4 顆就是現在比較流行的「all on 4」，或者是固定不可撤的 8 顆到 10 顆。這些牙齒製做原則上都是全顎的假牙，一般都是用樹脂完成，如果植牙的顆數多了，精準位子都能夠照最理想的牙齒位子，基本上可以用陶瓷的方式，做成跟自然牙很像，清潔方法也可比照自然牙。只要是樹脂材質的活動義齒，會加上假的牙肉，活動的假牙就好清潔。若是固定的假牙肉，就會比較花時間去做維護，以整個優勢來看，舒適性還是以固定不可撤的義齒最高。

植牙顆數多寡會有所影響

植牙顆數會影響舒適性和功能性，這是植牙參與整個全顎重建的優勢。但缺點在清潔的要求，特別是固定可撤式、有假的牙肉的存在，清潔上是最花時間

去做，固定不可撤式的假牙其次。只要是活動的假牙，清潔上都都相對簡單，植牙的顆數越多，植牙侵入性當然就越高，對牙床的要求要、處理骨頭不管是補或是修也會增高，只要植牙顆數越多，回診的頻率也跟著要加強。並不是活動假牙就不需要回診，還是要看牙床的變化，來做底座適當的調整，因為植牙的關係，回診目的要知道患者的健康以及跟牙肉的互動會不會產生一些不舒適的現象。

　　最後要提醒的是植牙重建的費用，會隨著顆數而增加，越高的費用，提供的舒適性與功能性也相對提高，這是選擇植牙時，植與不植很重要的環節。

　　全顎缺牙可選擇的重建方式：
　　1、傳統活動式假牙。
　　2、植牙＋活動式假牙。
　　3、植牙＋固定式假牙。

局部缺牙

局部缺牙的重建有兩種狀況，單區缺牙或多區缺牙，這是目前全口重建最多的族群，全顎缺牙早期是採用全口重建、製做假牙，現在全口植牙是選項之一；但局部缺牙現在已經慢慢以植牙來取代各種狀況。

單區缺牙

一般來說可以分成有前後鄰牙，與只有前鄰牙但無後鄰牙。

前後皆有鄰牙，可以作為支柱，缺一到兩顆時做法很接近，可以考慮用傳統的活動假牙，利用前後牙來掛鉤子。第二種狀況，是需採固定假牙的方式，磨前後的牙齒來完成一個中間缺牙的牙橋，被磨掉的前後牙是橋墩，中間缺牙的部分稱為橋體，當然也可以考慮不需要磨前後牙，完全保守直接用牙床來固持，就是植牙。

有前無後的假牙製做方式，跟有前後牙的製做方式稍微不同，使用活動的選項，一是利用前面兩顆牙

齒磨小，帶出最後一顆缺牙，這叫「卡榫型」假牙。
另外一種方式叫「跨弓型」，就是假牙要跨到缺牙另一
側來做固持，以免產生翹翹板的效應。

　　有前無後的另一種固定性重建稱為「單端橋」，是
將缺牙前的牙齒磨小，往前算缺一磨一或二，缺二磨
二或第三顆來做為支柱牙，固持力與功能性都稍微弱
一點；最好的選擇還是以植牙直接利用牙床骨來完成
是最穩妥的。

多顆缺牙

　　可以分成「有對咬牙」與「沒對咬牙」狀況，有
對咬的部分，重建口腔中無對咬的區域，使用植牙是
比較快速的方法；針對無對咬的情形，會有「咬合高度」
的一些考量，通常無對咬的狀況咬合高度都已經減少
了，必須先選出缺最少牙的一側，以植牙的方式恢復
功能，再考慮到接下來的處理。

局部缺牙可選擇的重建方式

缺牙狀況	重建方式
單區缺牙， 有前牙無後牙	1、傳統活動式假牙 2、固定的單端牙橋 3、植牙
多區缺牙	以植牙恢復無功能區
	植牙先恢復較少缺牙

假牙製做的匹配原則

一個是上下對咬的考量，一個是左右分配的考量，這些考量不外乎是從數目、做法上面做匹配，而強弱度的差異也能有匹配的效果。

上下對咬的配對

全顎重建想法是原本活動假牙的就配對活動假牙、原本固定假牙就配固定的假牙，這是設計上的匹配考量。

自然牙對自然牙，植牙對植牙

如果只缺一邊顎的自然牙對咬，可以依照對咬牙的強度來匹配設計，若是全口無牙、上下顎都缺的患者，或上下顎仍保有少數自然牙，則不盡然可以依賴這樣的原則，需要與醫師討論較合適的匹配方案。

局部缺牙，強對強、弱對弱

自然牙如果強但對咬牙不夠強，若考慮植牙，我們希望自然牙的強度跟植體的粗度與長度能相呼應，這是受力的需要，力量上面可以有效地做分配。如果說自然牙比較弱，植牙重點是看患者左右分配的考量。另外可以參考的原則如牙對牙、橋對橋，牙橋橋墩之間無牙根的地方可以彼此呼應。

左右分配在完成功能建立後，兩側要都能兼顧

指的是左右各 50% 的分配是最理想的，如果因為牙齒數量有匹配上的落差，也可以接受一邊 40%，一邊 60%，勉強可接受的是 30% 與 70%，若依賴某一側，就建議改善牙齒的強弱，或增加牙齒的數量來做匹配考量。

調整咬合不順

咬合不順，是指吃東西時好像沒有辦法有效的完成咀嚼，這有可能是跟對咬牙有關係，因為當自然牙對面住進了一顆植牙，彼此間卻未必「門當戶對」！原生、已被使用多年的這顆自然牙，是不是有足夠的承載力，來跟精力十足年輕力壯的植牙對咬？對這顆已經失去對咬牙一段時間的自然牙來說，新的咀嚼重建之後，可能有一些變化需要適應，譬如說敏感的發生、咬點、咬力也有所改變等。只要有一些咬合上的不理想，都必須要請牙醫做調整，看是不是有更好的對咬模式。

不是最貴的材質就最適合，必須依個人條件而定

患者事先能選擇多種不同的方式來製做假牙，例如設計製造有比較先進的數位設計製程（CAD-CAM），或者是傳統的方法。比較好的材料指的是製做假牙的主要材料，選擇傳統、貴金屬含量高的為主，或是新一代氧化鋯等材質。材質差異會關乎到適應性、密合

度、彈性與強度，但也不是最貴的材質就是最適合，
有時候還是必須依咬合的習慣、個人不同的美觀與功
能需求，來選擇較適合自己的假牙。

植牙導向考量

醫療上面執行植牙時，不得不因著需求做考量。
執行上分三大類：

第一，叫生物考量

骨頭在哪就植在哪，有多寬多長就植多少，這是
一般的植牙，也適合大部分民眾，特色是快、少費用、
少折騰，但可能會有些遷就的現象，如果骨頭的角度
不是很好，骨頭的寬度跟長度不是夠好，在某些需求
上面可能會不完全能滿足需求，所以需要跟醫生在這
方面做溝通。

第二，是贗復的導向

以贗復專科醫師要求配合特別針對後牙重建強調
功能為主的導向設計，就是植牙的位置要能夠精準，

力量的大小、植牙的粗度在該顆牙所承受的力量上面
能夠匹配得起來，這是以功能為考量。通常該補多少
就需要補到一定能夠植到如此長度跟粗度的牙床要求，
比較會花時間、花費用，也比較花精神。

第三，是美觀區的美觀導向

這在美觀植牙的時候，必須得慎重的考慮；有別
於生物導向與　復導向，美觀導向會希望假牙製做時，
植牙的角度能夠在合理的範圍，如果是螺絲固位的話
螺絲孔不會做在外頭，要有美觀的角度，一定要掌握
植入的舒適圈、美觀區要求的特別位置。植牙的粗度
都相對性的要求要以美觀為主要訴求，會稍微偏細一
點點，在美觀區粗度的要求可能不會選擇超過 4 毫米
的植牙。美觀的導向會對牙肉量的要求要充足，肉量
要充裕飽滿，才能夠有效地讓肉可以發揮到持久、假
以亂真的結果。這些特色特別是骨量、角度、位置、
肉量、基台跟假牙製做都得嚴格要求，是最花時間、
最多金錢也最費勁的。

植牙的流程

　　為了讓患者充分了解植牙手術，並使手術順利進行，醫師在手術之前，會以這樣一張表，向患者說明植牙過程，並請他理解植牙手術過程中可能會有的風險：

人工植牙手術說明書

- 人工牙根植入後，通常需再經過一段時間的骨整合再進行第二階段手術，之後再接出支台齒、製做假牙（或不需要第二次手術，直接印模製做假牙，視植入時的牙床條件而定。
- 若您有系統性疾病如心臟病、糖尿病、高血壓、骨質疏鬆......等器官或系統疾病，必須告

知醫師，並控制好才適合進行手術。

- 植牙如同自然牙齒，並不適合任意咬太硬或過度重咬，也會因保養不當造成人工牙根，或服用某些藥物，如治療骨質疏鬆的藥物，造成植牙後影響人工牙根的骨整合。

- 植牙手術的成功率並非是 100%，但根據國外長期且嚴謹的臨床追蹤報告，經 5 年使用後，人工植體仍存在的可用比率仍約達 80%-90%。

- 當植體已植入，術後人工植體使用年限減少的高危險群，如罹患牙周病、糖尿病、抽菸（特別是重度抽菸者）、有磨牙習慣、吃檳榔、身體不好……等等都有影響。

- 任何手術皆存在一定程度之風險性，包括術中、術後可能的暫時性或永久性症狀。

- 術後的一般性症狀如：傷口出血、傷口疼痛、傷口腫脹、傷口感染或癒合不良、局部麻醉風險、因併發症或手術效果不如預期，必要時需再度手術及做其他治療。

- 特殊性症狀如：骨髓炎、蜂窩組織炎、口鼻竇

相通、鼻竇炎、敗血症、皮下氣腫、臉部皮膚瘀血腫脹、顏面嘴唇下頜牙齒，或舌頭暫時或永久性麻痺感、開口困難、口內疤痕形成、需要附加額外的手術或材料（包括軟或硬組織）、植牙失敗再度手術取出、在第二階段手術前，人工牙根可能提早外露而看得見、其他等等。

- 人工植牙替代方案還有：「活動式假牙」或「固定性牙橋」，可做選擇。
- 植牙後仍可能因個人口腔衛生習慣，而導致植體周圍炎，造成植牙喪失無法使用。
- 植體假牙裝置後仍需定期回診，一般建議半年回診一次，以維護植牙之使用。

牙床條件決定植牙難易度

植過牙的人，被問起植牙的感覺，有些人會說：「似乎是跟一般手術治療差不多，上完麻醉，把牙種下去，還好吧！」

但有人會心有餘悸：「會腫得很厲害、痛得很厲害，甚至臉上會瘀青出現。」

「植上面的牙一下就好了，植下面的牙花時間、頂辛苦的。」

站在牙醫的立場，都希望想辦法讓患者在執行植牙所有過程中，盡量少受折騰。植牙之所以會有不同的受罪程度，一個是患者的身體狀態；再來是個人牙床的條件，這也是影響最關鍵的部分；接下來是手術醫師的技術和所使用的器具。

牙床條件

從個人牙床的條件，可以評估患者會不會受比較多的罪：

如果拔牙後，缺牙的時間拖久了，牙床條件只會越來越困難，或者是當牙被拔時，沒有特別顧及要保存合適的牙床，常常為了求快而傷及了骨板，這種情形常常讓牙床條件不利於植牙。

在為未來而植牙，拔牙的過程如果醫師可以掌握，

以保從性拔牙為考量，使用合適的工具去除患牙同時盡量不要造成傷口區及鄰牙牙齦及骨頭的傷害；未來植牙手術的步驟能夠用得精簡，就能夠讓牙床少受折騰。

最適合植牙的狀況，保存性的拔牙

如果問題牙還沒拔，即將要拔除了，醫師要進行的是「保存性的拔牙」，能夠做非侵入性的把肉些微撐開來看到骨脊邊緣即可；事實上不見得一定要掀開來，最好少掀開為妙。特別是拔牙窩邊的骨脊，在牙齒跟齒槽骨相交的邊緣，能夠盡可能小心的讓牙肉剝離，讓齒槽骨不要發生骨折的現象，那麼這樣的保存性拔牙，就可以預備在 3-6 個月後進行植牙，這種情況下來植牙，相對就會輕鬆容易些，也達到快速、少受罪的理想狀態。

這種保存拔牙是有「有效期」的，通常不到一年，基本上保存的好處也會慢慢喪失，所以一旦決定要拔牙，植牙的考量能夠一起規劃會是最好的。

牙床骨的基礎，是植牙要重建的第一個要件

當醫師告訴患者：「你的植牙欠補。」欠補的是什麼？是肉？還是骨？民眾要植牙有三怕，第一是怕痛，第二是怕煩，第三是怕貴。

植牙的步驟很多、會很繁瑣，其中要改良種植條件的，就是要補這件事情。既然植牙等於是重建牙齒，重建的過程除了把牙齒做出來以外，很重要的一點，如果拔牙不是最近發生的，很可能就會面臨到需要把已經有變化產生的牙床，改善到可以接受新的植牙。

各位去想，今天一個王老五，單身很久了，想要娶老婆回來，總是要把家裡空間整理一下、挪一挪，可以有比較合適位置來迎接新娘吧？足夠的空間大小，就是一個補的概念，這可以從改善牙床骨的質跟量，以及改善牙肉的部分來探討。

植牙要植入牙床，首先要穩的是骨頭，99% 以上的穩定度，是靠牙床骨來支撐；所以牙醫很重要的評估條件是患者牙床骨的量夠不夠？質好不好？在質的部分，因為骨頭會隨著壓力進行生理性的骨吸收及骨

生成，而影響植牙與骨整合張度會有波動。

▼ 植牙初期穩定曲線，2-3 週內穩定度最低

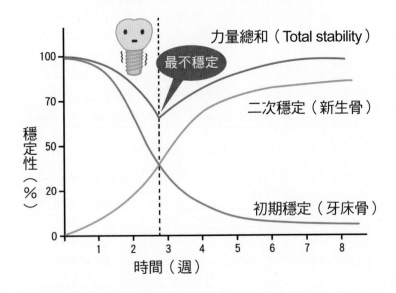

　　植牙在植入初期，是靠人工牙根與牙床骨之間，鎖螺絲的「機械力」來維持穩定，植入之後，牙床骨會先進行骨生理性吸收而逐漸減少密合度，尤其是二到三周期間會降到最低，密合度低穩定度就低。

　　二次穩定性，則是人工牙根與周圍的骨細胞開始進行骨生理性長骨，使得密合度又慢慢增加，最終達到「骨整合」的最佳結合狀態。當骨整合越好，產生的固力就越來越強，植體的穩定性就越高，若沒有有效骨整合，或骨整合過程受干擾太慢，植牙可能會失敗。在植入 20 天前後 2-3 周間，是最不穩定的時間點，尤其單顆植牙，不建議太快接上假牙且受力，最好能夠等上 3 週以上或更多的時間（依廠牌建議），再來考慮接上假牙或接上假牙但不受力而降低受力風險。

　　植牙跟前後牙中間的距離，必須能夠有一顆牙，最少也要有 6 毫米以上的空間，才能夠有效的放進一顆牙；若能有 7 毫米以上更好。通常牙醫在觀察、檢查的時候，從口內就可以量測出這空間能不能有效放進一顆適當大小的牙，放進一顆太窄小的牙，恐怕不是植牙值得取代的，常常需要靠矯正或者靠假牙來幫

忙做這樣空間預備。

　　牙床骨寬度的問題，是指我們從臉頰到舌頭這一向的距離，就是牙床骨的從內到外、或外到內的厚度。寬度通常在現階段的牙科一般門診裡，不容易從X光片上得到了解，必須要經過斷層掃描來評估。斷層需求是在還沒有掀開牙肉前，比較能夠預知牙床骨寬度的評估方法。大部分患者面臨到要補牙床骨主要的問題，都是在寬度上不足夠，否則很難有效的把植體放進牙床骨中，讓裡外的牙床骨都能夠有很好的保護。牙床骨寬度的不足，可以用一些補的技巧，比方不足量差很多，寬度不到 3-4 毫米一定要先補，如果有超過 3-4 毫米以上，可以考慮植入的同時再來補。

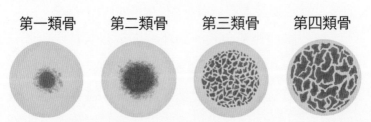

第一類骨　　第二類骨　　第三類骨　　第四類骨

膚色的骨質為皮質骨，橘色為海綿骨，數字越大骨質越酥鬆。

補骨的方法

臨床上有：擠、擴、劈、補，常用的四種方法：

擠

植牙時補骨的第一個方法，是用「擠壓的動做」針對骨密度最低的四類骨，把植牙放進去，並沒有把牙床骨磨削掉。特別是上顎的後牙區域，通常拔完牙後，牙床骨緻密度沒那麼夠，直接增加密度的方式叫「擠」，這雖是一種類似補的方式，但是沒有加進任何材料，目的不在增寬而是增加骨密度，所以增寬有限。

擴

擴這動做，可以增加骨密度以及大概 1-2 毫米微量的寬度，針對骨密度第三到四類，擴的過程通常是挖小洞，放比較粗的植牙，在植牙的過程裡，如果只是要微量增加牙床骨的緻密度，稍微鬆軟，可以進行擴的動做，通常也併隨著一點點的骨擠壓。

劈

增骨量需要更多達 2-3 毫米時，且牙床骨密度近第二到三類下，可以考慮在一定的條件下，把牙床骨的邊緣劈開，以不削除任何原骨的情況下慢慢往外擴。所以通常劈骨也可以伴隨擴骨來進行，使得劈跟擴的結合，讓植牙牙床容易增寬而植入。

補

當骨脊骨量明顯不足，先補再植，或同時植入同時補。利用牙床骨的結構，搭配骨再生膜，重建骨缺損區而增量 1-4 毫米，達到一定的齒槽骨形成，滿足未來能夠植牙最少 6 毫米的寬度。

◀1▶ 骨缺損嚴重

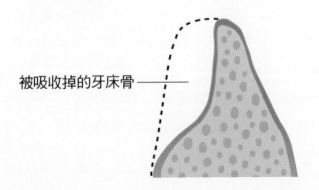

被吸收掉的牙床骨————

-2- 骨缺損手術

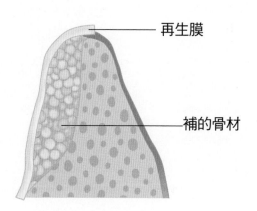

再生膜

補的骨材

-3- 骨缺損重建後

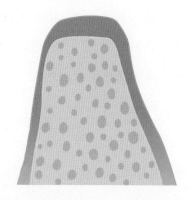

▄4▄ 大功告成

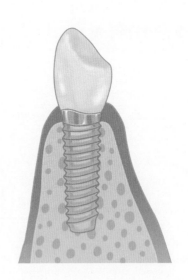

　　在已缺損的牙床骨上，使用特殊骨材來增加厚度或高度，以達到適合植牙的寬度與高度，在補骨手術中，常會使用「生物再生膜」來隔開填補骨材與長得快的牙肉組織，讓補強效果更可預期。

植牙的術後問題處理

　　植牙手術後跟一般手術、牙周手術後的注意事項是差不多的，以術後時間的順序來看，完後的一兩個小時之內應該麻醉藥即將退去，如果手術最後的縫合時已經有疼痛的感覺，建議可以立即補一顆止痛藥，在 15-30 分鐘生效之前，不至於明顯的感覺到疼痛。

止痛藥與消炎藥

　　植牙術後的因應措施，第一個是疼痛，會在術後就可能開始，整個復原期 1-2 週都可能會經歷到。因為是手術的創傷，手術越長、傷口越大，所使用的材料越多，創傷就越大。因應的措施需要配合服藥，特別是針對比較大創傷的前 3 天；止痛加消炎藥的服用是

比較理想。

　　消炎藥也是會有鎮痛的效果，若只吃消炎藥也有可能就會把疼痛壓下來；因為消炎不外乎就是紅腫熱痛控制的藥物。但如果消炎藥定時服用後，仍感覺到疼痛不足以控制的話，我們建議基本上術後的前一兩天盡可能再服用一些止痛藥，讓病人可以不至於影響到生活常規，特別是有頭疼或頭暈的情形，服完止痛藥都會有一些的改善，較能正常工做。

　　至於術後疼痛，在術後一兩個小時，甚至未來會有疼痛的發生，一般來講牙醫是不會持續開固定時間吃的止痛藥，須看情況而定。我建議手術後的前兩天，能夠配合消炎藥一起服用，特別是比較大創傷或大手術，對病人的復原會比較好。在台灣，多半患者比較擔心疼痛、發炎、感染等問題，若患者對於術後會有焦慮的情形，可以跟醫生反映，請醫生依狀況判斷是否給予抗焦慮劑。

止血

　　術後可能發生一些滲血的現象，出血並不是流血，

流血會在十幾秒之內全口都是血，滲血會在 1-2 個小時之後口中有一些血的感覺，只要能夠感覺有血的味道，基本上都還是有一些滲血在進行，可能維持 24-72 小時，一般來講傷口不是很大的話，會在 24 小時內止血，如果傷口比較明顯，會需要到 48 小時來止血；有些人止血比較慢的會需要到 72 小時，依個人情形而不同。

原因是在手術過程裡造成微血管以及小血管的破裂，需要一些修復時間，因應就是以吞血水代替吐出來，吐會增加出血的時間與機率，少用水漱口，讓血從嘴角慢慢流出來會是比較好的，少飲用熱的食物與飲料、不能去泡湯、不能做比較激烈會產熱的運動。

一旦止血超過 2 天甚至超過 3 天 72 小時，有可能傷口有些區域癒合度受到了干擾，有些手術是需要移植牙肉的，癒合或許有不同的時間表，需要跟醫師進一步多做了解。一般來講希望 3 天之內能夠完成止血，如果 3 天後口腔還有血的味道，可能仍有滲血。

滲血跟一般流血不一樣，滲血類似水龍頭關緊之後，仍然有一滴滴的滲出，請勿過於擔憂，只要謹守

止血原則與方式即可。術後第一天滲血會比較明顯，可能一陣子會感覺到有血絲、血塊，若有止血稍微不順的情形，請注意：

- 止血的原則是不漱口、少吐口中凝塊、盡量含著血塊，鼓勵吞取代吐，或允許從口角流出並擦拭。
- 避免躺平，建議墊高頭部在心臟之上，或先斜坐在沙發上。
- 脖子圍上毛巾減少污漬沾染身上衣物。
- 若要積極止血，則須經指導以乾淨的拇指按在紗布或茶包上壓傷口出血點 10~15 分鐘即可。

當然，患者若仍有心理焦慮，一定要與醫師聯繫確定狀況才妥。

傷口腫脹

腫脹是手術完後可能會發生的現象，一般如果發生會在 3 天左右比較明顯，到第 5 天就慢慢看不到了。但如果手術的創傷是比較大，特別是補了很多的生物或軟硬組織材料，或者是植牙區域比較大，對於傷口

腫脹的情形會比較明顯。

　　原因是血跟組織液會匯集在傷口，以提供足夠的防禦措施，想辦法幫助傷口癒合，會讓傷口環境的腫脹除了下巴外，甚至會到下眼瞼的部分，因應措施是止血前能夠確實做好冰敷，一天最好至少4個小時，止血後沒有血味後開始進行熱敷，不要拖延時間就可以讓聚集在傷口的血跟組織液能夠盡快地散去；剛開始冰敷主要是讓血不要充斥得太快、太多，在傷口區減少不必要的腫脹。

　　瘀青的話大概會在5-7天會看到，有時候出現之後會維持一兩週，原因是因為血色素沒有及時被代謝而流竄到我們的表皮層，不是每個人都會發生，通常在女性比較明顯，蔓延的範圍有可能在臉頰甚至到下眼瞼都有可能，我們建議確實做好止血消腫的動做、服藥，如果會造成生活上的困擾，不妨戴上口罩以免引起旁人側目的情形。

傷口清潔

很多人以為傷口必須要趕快清潔，保持乾淨，才

能有好的復原。事實上術後拆線之前，傷口有很多白血球抵抗的機制，所以只要不影響傷口癒合的情形，保持傷口的乾淨，用食鹽水來漱口，特別是有補肉、補骨頭的患者，可以考慮用漱口水來幫助這段時間不能正常清潔，如果有東西容易沾染累積在傷口，不妨以棉花棒來輕拭傷口。

破皮潰瘍

破皮現象不常見，但有些人在術後 7-10 天會經驗到，有些人的皮跟肉受到一些刺激比較容易有潰瘍，這是手術間由於一些拉扯或是自體免疫的關係，一些壓力之下會有的現象，這些的因應醫師會提供一些口內膏，一天兩次擦拭在傷口上，或是比較激烈的傷口醫師可以快速地用收斂劑塗抹來幫助傷口潰瘍早一點收斂起來。

植牙術後處理表

現象	發生	恢復期	原因	因應
疼痛	術後	1-2週	手術創傷	配合服藥
出血	術後	24-72小時	微血管破裂	以吞代吐
				少漱口
				少熱飲食療
腫脹	術後	3-5天	血、組織液匯集傷口	止血前冰敷
				止血後熱敷
瘀青	5天	1-2週	血色素流竄至表皮	不一定有,女性多,戴口罩
				確實服藥、止血消腫
清潔	術後	拆線	以不影響傷口癒合為原則	以食鹽水漱口
				以棉花棒輕拭
破皮	術後	7-10天	潰瘍因刺激或自體免疫	口內膏
				收斂劑

▼ 術後的不舒服與藥物對應

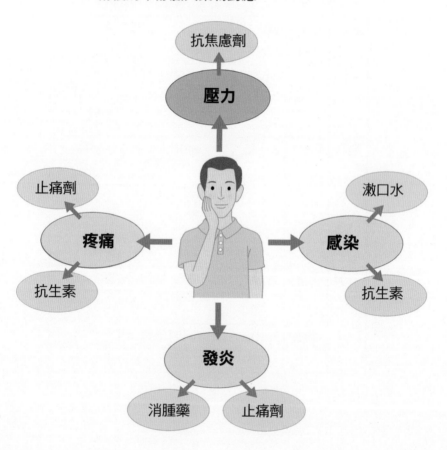

傷口清潔與照顧

　　術後約一個禮拜，醫師會建議傷口盡可能不要有過去習慣性的清潔方式，先不要使用牙刷以免刷到傷口，特別是牙肉區有縫合線，或者是傷口正在腫脹，清潔上很容易造成不舒服或出血。

　　術後一周的清潔保養盡可能以漱口為原則，例如可用食鹽水，特別是有補肉的術式，如果是補骨頭手術可以用漱口水來幫忙傷口的清潔。但是傷口直接用手機械性的刷，這樣的動做在第一週盡量避免，如果手術傷口還沒有拆線前，清潔基本上都要配合拆線的時間來進行；傷口的清潔可稍微簡單點，以漱口為主，最多用棉花棒擦拭。

　　這段時間很多人很擔心牙齒不能夠正常清潔，是不是會有感染或是其他發病的可能？這還不至於，我

們的身體在復原階段，有強大的白血球抵抗力充斥在傷口區域，細菌的感染是不太容易發生，除非這細菌自找苦吃或者是患者本身有一些抵抗力明顯異常的情形，才會需要特別用一些藥物做控制。

術後第一週的保養癒合不錯，一般可以在第二週恢復正常清潔，或是等線拆完，再開始進行傷口上的正常清潔。

第一週：傷口區域只能刷牙齒。

第二週：可以輕輕刷到牙肉。

第三週：就可以正常刷牙肉。

在正常刷牙肉的同時，開始嘗試正常的咀嚼，咀嚼之後才要求牙縫的清潔恢復正常，建議傷口在一個月之內，盡量少使用，讓其他的區域來分擔主要的咀嚼功能。

植牙的價格論

　　植牙價格不菲，市場上爭議不少，如果把醫療行為用「以量制價」的模式來思考，植牙就是商業行為；低價植牙的促銷手法，對患者而言是受益？或是受害呢？想植牙的朋友們，該軟硬體方面來做判斷。

　　硬體主要是看牙冠、基台跟植體，軟體的部分主要是看手術跟維護計畫。軟硬體都受到材質設計、品牌以及醫師本身還有環境因素而有所不同。舉例來說，牙冠的部分有正式假牙或是觀察用假牙，要不要做一點適應會有時間上的差別。牙冠材質上的選擇會影響費用，品牌選擇有保證書與否會有影響。醫師在執行假牙的經驗與專科學識足夠與否，也會影響費用。

　　以基台來說，便會受到材質上的影響，基台是在

植體上能夠連結牙冠有很多選擇，有人使用癒合基台來當做正常基台，這都是為了要降低費用，並不是假牙最好的做法。建議最起碼能夠選用廠家提供的標準基台，特別是前牙區或是牙肉有高低落差，若能夠考量選用客製化基台更好，但費用會比較高；至於是什麼樣的品牌，基台上也會有價差。

　　植體在材質跟設計上，也有一些價位的落差，特別是品牌的效應，會讓價位明顯有差別，有些醫師會因品牌能夠得到更好的優惠，而影響材質的選擇。再則手術中須依牙床條件選擇材料，譬如說再生材料有高中低三種不同價錢，醫師的技術會在手術中做一些調整，環境的因素也會影響到手術的費用。

　　最重要的是一般醫師不強調，卻不容輕忽的「維護計畫」，特別是在品牌能不能提供長久的配件？或當植體如果必須更換，廠商能否提供永久更換的條件？醫師能不能跟患者建立長久的回診關係？在維護計畫裡，售後服務也是息息相關的一環。

軟體成本

植牙的過程裡面，主要是醫師過去訓練的技術再加上醫生會安排什麼樣的人力進行手術及照護以及成本，都要列入考量。

找誰植牙跟找誰看牙一樣嗎

可能大部分人，都會覺得植牙是比一般看牙齒更精深的一種技術，的確沒錯！植牙的學習並非在牙醫學院內完成的教學，植牙的學習一般都屬於畢業後的繼續教育，才能得到完善的學習，才能在臨床上有效的執行。如何找到一位適合的醫師？一般可從學歷、經歷、口碑來觀察。

學歷

不論是國內外口腔醫學院或牙醫學院所攻讀到的學位，在國內牙周病科、口腔外科、假牙科，有提供植牙的學習，在國外有植牙科，這幾個專科一般來講都有植牙學習的學位，基本上是目前的趨勢。其次，

不管是在國內還是國外，參加過牙醫學院或者教育中心的學程，這通常會花上一段時間，一般都是一年，甚至有的需要三年，在本國學習或者是最後一次異地到國外去學習所取得比較長時間學習資料的叫學程。雖然不如學位是在地的學習，要到當地長住，但是學程目前在牙科的學習生態來說是一個普遍受歡迎，能針對比較想多認識是進階到臨床技術，很多人會考慮學習的一個方式。

另外一個學歷是指得這些醫師參加了牙醫學會、口腔學院，以及公會所舉辦的有關植牙繼續教育的課程，而這些課程是有政府給予學分的，這也代表著這些醫師有一些在學的經驗，他們的學習成果，這也可以做為一個選擇參考，但是千萬不成為唯一的參考。

經歷

特別是參與學會的會員，還有他們過去的服務取得了該學會的專科醫師，以及他們任職在那個學會的一些重要職務，都在在表示他們在植牙上面有比較多的經歷。

口碑

口碑可以建立患者初步對醫師的信任，是很重要的衡量，在面對面初診後，了解醫師的熱忱以及專業，患者才會願意將對植牙的要求，與牙醫師做進一步的討論與溝通。

硬體成本

指的是植牙時投入的手術設備、做法及植入品牌的成本。坊間所傳說的許多做法例如一日假牙、即拔即種、微創植牙、雷射植牙，除了舒眠植牙的確需要額外麻醉師的成本外，其他若需支付更昂貴的醫療費用則有必要請醫師多做解釋。

會影響價格的部分，除了種在牙床骨頭裡的植體外，還有銜接植體穿出肉外，在到口腔中看得到、固持假牙的基台，基台有所謂「客製化基台」也有所謂「標準基台」，由醫師視患者的條件來做搭配。基台跟冠心的結合方式如何？是用沾黏的方式？還是螺絲固位的方式？哪種能達到最理想咀嚼的要求？其實沒有所謂

的最好跟最壞或不好或比較好，基本上，相信所有的
植牙醫師都會以讓患者使用完善且持久的設計與維護
為出發點。

　　我比較建議的是，醫師在所選用的材質上，在植
牙完成後提供植牙出品保證書，記載著是什麼樣的植
體、何時植入、有一些保固條款，以至於未來如果原
來這位牙醫不能再為你繼續照護時，必須另找其他醫
師看診時，仍然可以找到合適的材質廠家，繼續做售
後服務，甚至出了國到世界各地，都能享有同樣的服
務。我想有這樣世界通路的品牌，自然會是比較價格
高的植牙材質選擇，當然也不妨多參考台灣在地的優
良自有品牌，只要是你慎選的植牙醫師，能夠有效的
完成植牙療程，並且提供細心的回診服務與照顧，要
準備植牙的朋友們不妨審慎評估參考。

植體的認證

　　在坊間，琳琅滿目的各種植牙材質充斥市場，經
過衛福部認證的，當然是能在台灣進行醫療販賣，但
有些醫師自己引進雖有國外認證、並沒有獲得國內的

許可，會相對廉價。

　　為了給予植牙最好的保障，希望患者都可以找到合適的廠商、提供適當的配件。就像維修一部車子，當新車開了十幾年，開始出現一些小零件問題時，必須要能找到維修的廠商、好的技師、好的工具、好的零配件，來滿足最後售後服務的修理，不至於要把已植進的牙，因無法取得相容配件必須挖出來重新再植。要植入到身體的產品，審慎選擇、多比較參考、認證更需加以注意，材質的安全性、穩定性，以及後續服務的連結，都需要考量進去，不要讓植牙成為孤兒。

植牙的材質

　　許多民眾在植牙前都會關心材質或設計，但是我建議：「不需要太關心材質或設計。」，這又是什麼意思？

　　材質在演進過程，從最早是鈦金屬，後來變成在鈦合金中加入很多新介面，從以前已經淘汰的葉狀型態植體，現在基本上都是柱狀，有些是錐狀，有些加

上螺紋。介面上已經從過去的金屬為主要介面，到現在衍生出很多比較有質地的介面，上面可能有一些酸蝕的處理或加上氧化物質來增加與骨結合的表面接觸，提早完成骨整合的時間，這些都是在研究上慢慢地演進。基本上只要能夠在市面上推出的植牙產品，大概都必須符合並達到政府食品藥物管理局所定的把關安全合用標準，所以材質上除非患者有特別偏好。最近有新的陶瓷材質取代鈦金屬也慢慢受到重視，但是因為沒有長久的一些研究報告，是否合適在患者身上所使用？則必須進一步觀察。

　　我說的不需要太關心材質，與其這樣──

　　選材質不如選擇一位比較可以信任的牙醫師，詢問牙醫師為你做植牙時，最好的考量設計是該用什麼方式和植體來做？

　　植體成本的確會影響植牙的價格，一般來講，價格稍微高的主要是花在研發經費，有一部分費用會花

在品牌跟形象的推銷；當然相對性的品質保證及售後
服務也是會稍微高一點。除了說材料的品質提高，讓
價格提高外再搭配嚴謹、高品質的服務，使得植牙產
生高價值就更值得了。

　　如果有身體的其他疾病需要先照顧，植牙可以慢
一點，因為植牙是把一個外物放置進牙床內，是侵入
性治療要慎重，因為植體和牙床骨、牙床的互動是一
生之久，不像是假牙，不適應拆下來就好，植牙萬一
必須移除、重建，是很麻煩的工程，對患者而言，很
受罪的。

　　真心誠意的建議讀者朋友：植牙前多方面考量，
慎選訓練、資歷、經驗完整的牙醫師，多建立溝通，
可以幫忙好好的植牙外、甚至其他牙齒若有問題，都
可以一併照顧或介紹合適醫師，因為你和你的植牙醫
師，要維持的長期友好關係。

影響植牙價格的因素

		材質	品牌	醫師技術	環境設備
硬體	正式或觀察用牙冠	非常相關	相關	非常相關	高度相關
	基台	相關	相關	相關	不相關
	植體	相關	非常相關	相關	不相關
軟體	牙床手術條件	高度相關	不相關	非常相關	非常相關
	維護計畫(售後服務)	不相關	高度相關	非常相關	高度相關

第四章

植牙會出現的問題

咀嚼功能與受力

　　植牙在口腔裡，沒有辦法給予正常的咀嚼，不好咬之外，甚至某些時候一咬會有點酸酸的感覺，這有必要請醫師檢查，看是不是經由調整能夠讓咬合回復正常咀嚼。有時咀嚼發生變化，不能完全怪罪是植牙的問題，可能病人自己的牙床也在發生變化，譬如有一些缺牙並沒有填補完成，或個人還在成長，骨骼會有一些可能的伸展位移。

　　很多的研究發現，針對植牙進入口腔裡，有30%的民眾會經驗到鄰近的牙齒，可能變長或是開始有點縫隙，這些不是植牙造成的，而是說牙齒永遠都處在一種動態中。只是在自然牙跟自然牙之間的動做呼應性很好，會一起發生微小的變化，跟植牙是不變的、

以至於可能會發生些稍微長短的落差、有點小縫隙、或是咀嚼異常……這些都是可以請牙醫師做追蹤檢查來了解或做一些有效的處理。

　　功能性的不足，有可能沒有咀嚼困難，只是覺得牙冠鬆鬆的，已經有點會移動、鬆脫，嚴格上講起來這只是螺絲鬆脫，可以在牙冠取下來之後重新鎖緊螺絲，算是比較小的問題。

來自於過度受力的骨頭流失

　　骨頭的流失，有可能來自於過度受力，因為牙齒在上下牙齒對咬的過程，並不是常常發生的事，嚴格上講起來，牙齒在咀嚼的過程和吞嚥時，才真正的接觸到受力，所以一天加起來大概只有三四百次，而每一次接觸都是微秒。根據研究整個不超過 25 分鐘的接觸，是為理想的牙齒接觸頻率，過度受力的第一個解讀，是頻率在不經意下增加了。

很多人錯誤的理解，以為嘴巴閉起來牙齒就自然碰撞在一起，這是錯的！很多時候，我們都會不自覺的咬緊牙關，讓不舒服的牙齒感覺有比較好的釋放，或是覺得咬緊牙關好像是一個必然的現象。事實上，我們的牙齒大部分是嘴巴閉起來時，牙齒與牙齒間有一些小小的縫隙，這樣牙齒沒有過度受力，也沒有磨耗，不會對我們口腔關節或肌肉產生不必要的傷害。

超過牙齒所應該承受的力量

　　這也是一種過度受力，需要藉著在植牙製做假牙的過程，因患者個人的不同條件，做適當的調整咬合，可以在暫時用的假牙使用期間，先做第一階段的適應，之後正式假牙配戴時再做一些功能性的調整，讓接觸點在最合適的位置，對受力大小所承受的面積，能夠做有效的分散，讓接觸面不要太平、太寬，有比較有效率的咬點。

一個垂直軸向的受力，是植牙最好的承受力量，力量大小需控制在不至於超過植體；特別是就骨頭現有的承受力下，植牙的粗度跟咬合面所需要的寬度，是假牙醫師在製做植牙上的假牙時，必須要慎重去做規劃與執行的。

　　植牙完成後，如果患者仍有咬緊牙關、夜間磨牙的習慣、或患者拔牙的原因是牙齒咬斷了，而不是出自結構問題，而是因為常常過度加劇或是太頻繁的不自覺有咬牙的情形，牙醫會建議患者做咬合板來做安全防護。咬合板製做很簡單，先將上顎牙齒印模，接著在模型上製做一個透明帶有一些厚度的板子，目的是戴到齒列後，可以避免上下牙齒的對咬，減少牙齒頻繁受力的情形，一旦這塊板子隔開上下牙齒長期習慣性咬緊牙關，或晚上磨牙的情形，就會減少牙齒間不必要的磨耗。

　　植牙之後，本來可以咬、但慢慢地咬了卻不能受力，也有可能是植體本身的問題，也有可能是對咬牙的問題，我想這需要讓製做假牙的醫師，來為這些牙齒做診斷，並提供方案，重建好的咀嚼方式。

　　就植牙的整個受力來說，因為植牙的粗度跟自然牙還是有差別，咬合的牙冠雖跟我們自然牙大小差不多。一般來講對於側方力量的承受，是比較不足的，所以在咬合力量上的設計跟給予，要做非常確實與縝密的規劃、調整。

　　植牙缺乏牙周韌帶的幫忙，對咬受力時，不會如自然牙會微微往根尖方向沉入。

咬合板的製做

　　過度的對咬磨耗，不只是牙齒的磨耗，還包含了顳顎關節硬碰硬的磨耗，軟骨會受到太多的撞擊而產生變化，也包含著肌肉可以比較放鬆，不會因為長期緊咬處於收縮劇烈的情形，藉著咬合板可以得到一些放鬆；關節也比較容易回到理想的位子，而不會習慣性的使用單邊咀嚼或是長期緊咬牙齒，沒有辦法在最

好的咀嚼位置，讓上下牙來彼此對咬。所以咬合板好
處多多，除了對牙齒有保護的做用，並且在戴上之後，
一些搖動的自然牙可以固定在一起，幫助顳顎關節比
較放鬆，移回比較好的位置，也幫助肌肉得到放鬆，
可說是一舉三得。

▼ 咬合板

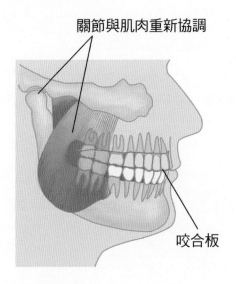

關節與肌肉重新協調

咬合板

脫瓷了

植牙用陶瓷來製做牙冠或表面，當牙冠有變化發生，最常見的叫「脫瓷」。

脫瓷最嚴重可能看到金屬假牙內冠金屬外露，較常發生在臼齒的陶瓷金屬冠咬合面。

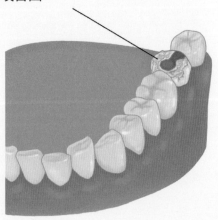

　　因為在植牙前，缺牙區已經有很長一段時間沒了牙，如果直接就植牙，沒有經過一段時間的緩衝適應，咀嚼的一些要求跟功能，植進去的牙很快面臨耗損。通常有經驗的牙醫，會要患者先做過渡性假牙，照著對咬牙日積月累在功能運動做磨合適應，這樣可以先就咀嚼的接觸來設計，等磨合到對的位置，再來更換正式要製做的假牙，如此一來有助於減少脫瓷機率的發生。但是很多時候，牙科醫師臨床執行時——

　　無法讓患者在每天生活各種不同咀嚼狀況下來做咬合測試，譬如說，晚上躺下，如果有夜間磨牙的問題呢？或是有人白天走路時，會習慣咬緊牙關，或是有些特殊習慣的人，一緊張牙齒會上下左右大幅度的咬合摩擦，這些都不是牙醫在臨床上能夠有效掌握的。

　　這些屬於非功能性的咀嚼模式，通常是造成牙齒脫瓷現象的可能因素，因為臨床上只能讓患者以在牙科椅子上稍微斜躺的角度做咬合的測試，那麼所模擬

出來的咬合紀錄，並沒有辦法完全符合一個人生活的各種現象。

脫瓷了怎麼辦

假牙大部分不至於脫瓷，若有脫瓷的現象請醫師判斷，也不需要太大驚小怪，通常只要金屬介面不露出來，有時候只要磨修，植牙還可以繼續發揮功能，但如果脫瓷的現象太厲害了，醫師可能建議能夠做一些補強或更換的動做。

植牙脫瓷若發生在美觀區

必然造成美觀的不足，雖還沒見到金屬裸露，但是已經發現牙齒對稱的比例不太正常，有黑色的角落跑出來，務必請醫師做改善。另外美觀區問題就是有發現牙齦的萎縮，原來的牙肉緊緊包覆著白色的假牙部分，做很好的襯托，但現在牙齦發現有扁有塌陷的感覺，甚至牙齦的邊緣慢慢的退縮到金屬的植體，感覺有露出來，這有必要請醫師了解，美觀區會是比較謹慎、比較在乎的，後牙露出來不見得是很大的問題，

很可能在設計上，本身就是選擇在牙齦上方來做植牙的訴求，這部分清潔上是容易的。

缺少角化黏膜

　　如果口腔衛生條件維護得很好，我也看到很多沒有角化牙肉的植牙邊緣，可以使用長久。但若是刷牙是特別用力，或是刷得比較不徹底的族群，建議最好有好的角化牙肉來做保護。現在的植牙設計跟以往只是純鈦金屬的平滑設計比較不一樣，現在植牙為了及早達到骨整合，使完成受力的時間提前，一般植牙面上都會有一些特殊質地處理，這樣的一個介面雖可以達到早期的癒合以及受力的標準，但對牙肉的包覆卻比較要求。

　　不會動的黏膜稱為「角化黏膜」，會動的黏膜血絲狀會比較明顯，通常認為有好的角化牙齦，會有比較長久的保護做用，要不然缺少角化黏膜的情形下，在

植牙旁邊如果因為臉頰繫帶的拉扯，常會造成食物容易嵌塞的情形，在進行口腔清潔時，會覺得刷這牙肉的感覺跟平常自然牙比較不一樣。如果會有這種困擾，一般可以經由補角化牙肉來得到改善。

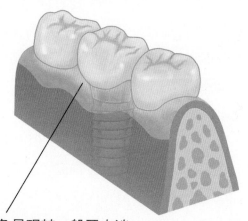

角化牙齦顏色呈現較一般牙肉淡，
且不具血絲感的粉紅色。

角化黏膜減少會讓刷牙感覺不一樣

補肉很重要的一個好處，就是美觀的需要，如果前牙植牙完成，卻覺得美觀不足，有很大的原因出在

牙肉部分的量是不夠的。沒有足量的牙肉，便無法塑造出自然的型態。在補牙肉時，當然也會注意到這些牙肉的顏色，能跟鄰近的牙肉能有很好的相容，減少顏色上的落差。

我們知道拔牙後，如果沒有在 3-6 個月之內做重建的話，角化黏膜會慢慢地變少，角化黏膜的減少會讓刷牙的感覺比較不一樣。因為牙刷刷在自然牙上面有角化齦的感覺，跟刷在植牙旁邊的牙肉還是會有質的感覺不同，如果力道沒有掌握好的話，有可能這些缺少角化黏膜齦結構的植牙，牙肉比較容易產生疼痛，而且因為缺少了角化黏膜前庭（意指牙肉與臉頰間的空間）就會變淺，臉頰肉跟牙齒牙齦要刷牙的邊緣會拉得很近，甚至有時候空間讓一支牙刷能有效的清潔，都變得非常困難。這也是為什麼植牙後的牙刷，牙醫會建議選擇比較小、比較窄、刷毛排數比較少的。植牙後剛開始刷牙，有一些總有不容易控制的清潔情形，要適應一段時間，不管是外側、內側的刷牙，這種「有東西塞住的感覺」慢慢就會克服。

嚴格講，並不是每顆植牙都需要角化牙齦，大部

分植牙沒有角化牙齦也能夠使用長久，早期的研究，沒明確的證實，角化牙齦是植牙必要的結構之一，但如果刷起來會不舒服，角化牙齦就是必要的結構。建議給醫師看一下，或改變刷牙習慣與方法，再來就是做補強措施改善角化齦來得到功能性的提升。

植體與支持骨問題

　　當植牙完成後，有時候仍然會繼續產生一些併發症，不管是包覆在軟組織，或是直接支撐植牙的硬組織，都會產生流失的情形。

早期的組織流失

　　起因算是植入時的一種意外，在植牙過程裡，有不良的過熱或是製造窩洞時挖得比較大的情形，植體在初期的穩定度不理想，可能造成植牙成果在沒有接受受力之前，就已經產生失敗的現象。或者在植牙或補骨頭的過程處理不當，產生了植體外露或者是軟硬組織已經流失，這都是造成早期組織流失的原因。

　　如果能控制這類的變化，能夠穩定下來，在使用

功能上可以回到理想的狀況，基本上牙齒是可以繼續
使用的。如果在美觀區，當然會被患者要求的標準更
高，必須在美觀能夠接受的情形下完成假牙的製做。

晚期的併發症

晚期併發症有兩個主要的原因：第一，最常見的
就是在植入的位置有牙周病發生，牙周病是破壞牙齒
支持組織的一個主要疾病，也是嚴重破壞植牙的支持
組織肉與骨頭的主要疾病。其次是過度受力，植牙雖
然沒有受到牙周病的侵犯，但是長期而且頻率很高的
過度受力下，也會造成植牙的失敗。

植體搖動或脫落

有一句話很流行：「明天會更好！」有人打趣說：
「明天會不會更好不知道，但是確定明天會更老！」我
不得不說：植牙，真的不能確定明天會不會更老，但
使用半年後確定不見得更牢，一旦有了問題，希望在
小問題就快速補救，不要擅自尋求排除，而忽略問題
的累積，導致越來越嚴重。以牙齒出血來說，如果在

刷牙時，不能有效控制出血，或刷牙觸碰牙肉會不舒服，必須請植牙醫師再做診斷，及早發現及早治療，這是植牙「使用壽命」很關鍵的維護。

純粹牙肉的萎縮

可能會看到牙齒稍微長一點，甚至看到一點點的金屬在假牙的邊緣露出來，這種情形如果沒有明顯出血，或者是膿腫或臭味，屬於自然吸收的情形，可能是自癒的反應。牙肉的退縮，如果沒有牙周囊袋的產生，大部分是身體對可能的感染、或者是發病的狀況

前牙區植入角度或深度
不理想影響美觀重建。

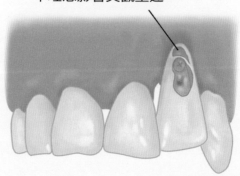

的自癒過程，這種牙肉退縮也有可能是因為刷牙力量太大所造成。

　　退縮的原因除了疾病的原因外，刷牙或者是過度受力也有可能造成牙肉的退縮。如果是牙醫師在執行手術的過程裡不能有效的掌握到牙肉的厚度，保覆到假牙某一端的話，是醫源性的退縮，基本上會比較快發現。當然也有不明原因退縮，所以在看到牙肉退縮時，有必要請牙醫來做了解。

　　前牙牙肉與骨頭有缺陷，植牙後會露出植牙的金屬，導致牙冠可能要做得比正常尺寸要更長些來掩蓋金屬，更嚴重的話，即使增長也掩蓋不了。

▼ 植牙外露

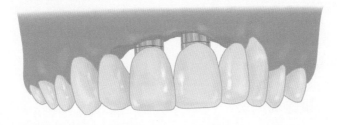

黏膜炎

早期在植體上的牙周疾病，牙肉比較紅腫，甚至牙肉在刷牙時會有出血情形，屬輕度發炎，還沒有明顯的骨頭破壞情形，屬於「黏膜炎」，這時馬上治療效果很好，盡可能在這階段就請醫師追蹤、保養，或是請醫師能夠先關注口腔的牙周健康。黏膜炎的組織流失是比較少量，就是肉開始發生與牙齒貼不緊的情形，容易卡食物塞在肉裡，經過牙醫有效的清潔後再定期保養，加上患者自我維持良好的清潔習慣，便可以把這植體的黏膜炎得到有效的控制。

如果黏膜炎已經進展到影響骨頭，牙周袋比較深了，通常超過四五毫米以上的深度、有溢膿、甚至有臭味，這些異常可能發生在比較深層的組織的破壞，已有骨流失的現象，就必須要更積極的醫治，進行牙周治療。

植體周圍炎

如果黏膜炎已經進展到影響骨頭，牙周袋比較深

了，通常超過四五毫米以上的深度、出血、有溢膿、甚至有臭味，X 光發現有不同程度支持骨的流失，種植體邊緣甚至發生黏膜萎縮甚至植體外露情形，類似牙周炎。這些異常可能發生在比較深層的組織的破壞，已有骨流失的現象稱「植體周圍炎」，就必須要更積極的醫治，進行牙周治療。

在植體的牙周病發生發炎現象，稱為「植體周圍炎」，這種周圍炎在植完牙之後，在清潔時會出血、有一些疼痛、有一些膿腫，甚至產生植體已經外露的情形。一般有炎症的情形，都可能是植體周圍炎，建議一發現有這種現象，都能立即回診，尋求了解是不是有及時處置的方案，不要拖，覺得可以容忍就繼續讓任其下去而使得整個植體周圍治療變得更困難或更複雜，相對成功率也會比較低。

植牙的牙周治療跟傳統的牙周治療，最大的差別是在於植體表面的處理，自然牙根可以用一般的工具

來做牙根的清創，使得牙肉重新附著在牙根上面，甚至有些骨頭可以局部的自己再生。但植牙的牙根不是原本自然牙的介面，是螺紋，而且螺紋上有很多質地的處理，再鍍上一層氧化物質，這些粗糙表面處理，就需要多依賴化學藥劑，不管是漱口水、或是抗生素之類的藥劑來做細菌的控制，使感染減少、降低進一步惡化的情形。

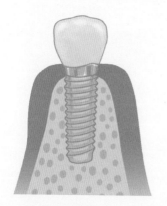

正常的植牙

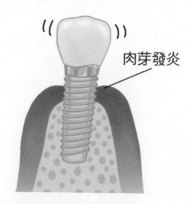

肉芽發炎

植體周圍炎：嚴重時植體甚至會搖晃。

　　如果說植體周圍炎的控制，在沒有把牙肉翻開來的情形下就能夠執行完善，也可以做理想的牙周維護及進行定期保養。但仍有很多時候植體周圍炎的變化仍然持續，而且進到更深層，即使是用非手術治療，不管是機械性或化學性的處理，都不能夠達到有效的控制，這時就必須考慮用手術的方式把肉掀開來，做一些牙根上的消毒、清創，甚至配合需要一些特殊的鑽針，把根面磨平或減少高低落差。

　　有時候手術過程中要用化學性的塗抹、採用雷射進行根面的消毒，而使植體重新有全然乾淨的表面，來迎接要放上去的骨頭，再加上一些再生膜甚至一些軟組織，一起來同時重建這些軟硬組織的質量；讓植牙的結構做一個新的結合，恢復牙床的健康、穩定，並可維持長久。

　　從世界各地的研究來看，基本上有一半以上的人都會經驗到植體周圍發炎的情形。對一位患者內多顆植牙可能所有植進去的牙齒，有三分之一會有產生疾病現象，所以我們必須要面臨這不是一個萬分之一或千分之一的機率，要有心理準備去面對植牙所產生的

併發症，特別是當時拔牙有牙周病的遺傳性的基因，要分外小心牙周病要能控制，才能夠讓植牙長久穩定、安全，並能繼續提供好的功能性的服務。

　　牙肉的退縮，如果量稍微多了，明顯看到金屬露出一截，這可能是本來從骨頭端穿出到牙肉的「基台」；基台的裸露，如果沒有牙周囊袋或發炎現象，在後牙區還可以維持清潔，在經醫師判斷後，不用太恐慌。

　　另外一種是裸露得更明顯，已經發現植體露出來了，可以看到植體上一些「螺紋」，這是比較嚴重的組織退縮，有必要請醫師了解像這樣的退縮，若發生感染，影響層面會比較深遠，請醫師看看是不是能有效停止這樣的退縮，甚至進行一些增補的動做。

其他常見問題

遇上這些問題，也是會讓植牙患者頂傷腦筋的：

牙冠鬆脫

牙冠可能有鬆脫問題，可能單純是黏劑沖刷掉了，或是配件鬆脫的現象，如果是螺絲鬆脫，沒有感覺到不舒服、特別是牙床上的不舒服，應該只是單純配件螺絲鬆脫，再重鎖上並調整干擾咬合，就可能恢復原來功能。

植體搖動

植體動搖如果發生在植體上，基本會感覺到些微晃動，會造成壓力，特別是在牙床上會有悶悶的、脹

脹的不舒服，有這情形就要非常警覺，很大的原因有可能是來自於植牙根的嚴重感染；或無晃動但無法使力等的早期骨整合出問題。

植牙金屬裸露與牙周問題

一般基台的高度大概從 1-5 毫米都有可能，裸露出來要看患者牙肉有沒有產生厚度的變化？基台裸露也意味著清潔方面，需求面要更符合植體結構的清潔工具來維護保養。這些現象是在民眾接受了植牙治療之後，必須面臨的現象。

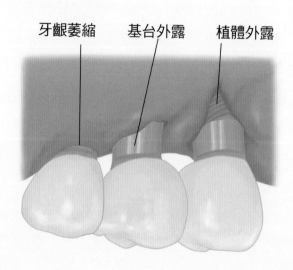

牙齦萎縮　　基台外露　　植體外露

　　正常健康的植牙，肉眼只應看到白色牙冠部分，若牙肉出現暗沉或金屬色，直接看到了基台，甚至植體，請速回診治療。

　　牙肉的退縮，如果量稍微多了，明顯看到金屬露出一節，這可能是本來從骨頭端穿出到牙肉的「基台」；基台的裸露，如果沒有牙周囊袋或發炎現象，在後牙區還可以維持清潔，在經醫師判斷後，不用太恐慌。

　　另外一種是裸露得更明顯，已經發現植體露出來了，可以看到植體上一些「螺紋」，這是比較嚴重的組織退縮，有必要請醫師了解像這樣的退縮，若發生感染，影響層面會比較深遠，請醫師看看是不是能有效停止這樣的退縮，甚至進行一些增補的動做。

食物嵌塞的不適

　　剛植完牙會面臨到的麻煩，就是一吃東西會塞東西、卡東西。會塞東西基本上是食物會塞到植牙與自

然牙或植牙與植牙中間，口腔清潔變得很具強迫性，吃完東西就得要馬上清潔。卡東西是一個接觸點的問題，會比較麻煩，希望醫師能把植牙裡卡東西的元素盡可能除掉，把接觸點用緊點。

至於塞東西可能需要一段時間適應，在改善上是比較困難的，因為植牙從肉裡面做牙根穿出來，鄰牙之間的接觸點不可能放太低，放太低沒有縫隙，第一個會造成不容易清潔，牙周病好發的機會會增加。既然提出空間可以清潔，卻又感覺縫隙明顯會塞東西，可是事實上——

自然牙與自然牙之間，也有很多縫隙、卻不見得會塞東西，這意味著縫隙不代表一定有東西會塞進去，只是牙剛植進入到牙床裡，跟鄰牙所產生的互動，在臉頰肉的適應性還沒到位，也就是說來自於自然的清潔，舌頭、臉頰肉的互動與上下對咬，還沒有讓牙齒有自清的效果。如果老覺得有塞到東西，建議可攜帶

牙間刷來做清潔會是比較理想，好在通常一段時間過後便會適應了。

　　我們知道牙齒只要在口腔裡進行咀嚼特別是粗糙的一些纖維性食物，我們的牙齒有自我清潔的做用，也就是說利用上下牙齒進行功能性咀嚼中，同時伴隨彼此清潔，臉頰肉跟舌頭一起來完成牙齒自清做用。因此我們吃完東西時，不見得每顆牙齒都有食物沾黏在上面，自清的效果是自然牙有的現象，特別是牙齒排列正常，食物的殘渣跟殘留情況都會比較少的。

　　植牙後因為牙床的變化，以及肌肉的協調度還沒有完全適應之前，自清的效果還沒完全能表現出來，不容易達到如同樣的自清效果而較有沾黏和嵌塞情形。有些患者會注意到，其他自然牙不見得縫隙會比植牙旁邊的縫隙小，可是不覺得有所困擾。植牙剛出現在口腔中成為一員新手時，有點像外傭剛住進家裡，總是外人一般格格不入，畢竟得有段互動磨合的時間，這自清的做用會漸漸因著舌頭跟臉頰肉的習慣，加上咀嚼的相容性而習慣成自然。

植牙後若容易累積食物殘渣、塞入縫隙，甚至卡緊縫中、造成清潔費勁。一般來說，針對這情形，都會朝著改善假牙來處置。但事實上換假牙，不見得會完全改善這種現象，民眾得花一點時間適應。但如果不舒適性到某一個程度，甚至刷牙時的碰觸牙肉都有觸電的感覺，甚或是極端的不舒服，牙醫會建議改善一些植牙旁邊的黏膜，讓那些沒有太多可以刷牙的空間加大，或是將黏膜換成不會動的角化黏膜，試試看能不能改善舒適度。如果改善假牙、改善黏膜，都沒辦法的話，就有可能要考慮更換基台或甚至將植牙重新取出。

假牙冠黏著劑的殘留

有些植牙的假牙冠連接方式，是用黏劑黏接，當這些黏劑未被清潔乾淨，會對於植牙周圍的組織產生感染，因而產生發炎的情形也是有可能的。一般來說，在牙冠旁邊黏劑的清潔要求，要比傳統的假牙要更高，因為環繞著植體周圍的牙周組織，是比較脆弱並且抵抗力比較差、反應比較慢的組織結構。

植牙問題與排除一覽表

位置	現象	原因	排除
牙冠	咬合不順	咬合生變	咬合調整
		植牙或其他牙問題	肌肉關節協調治療
	脫瓷	缺懸吊系統	調整磨修
		咬合無法完全模擬	金屬明顯露出，需換冠
牙肉	刷牙肉不舒服	缺少角化黏膜	使用較軟少排數牙刷
			進行角化黏膜移植
	牙肉萎縮	牙肉變薄	輕刷
		露出基台	美觀區補牙肉
	黏膜炎	牙肉發炎紅腫	黏膜下清潔
			漱口水沖洗
牙床骨	植體周圍炎	牙周感染	牙周非手術治療
		支持骨流失	牙周手術治療
黏劑問題	黏劑殘留	沾黏劑殘留造成感染	牙周非手術治療
			牙周手術治療
牙肉及齒槽骨	牙冠鬆動	黏劑沖蝕	重新沾黏
		固位螺絲鬆動或斷了	鎖緊或更換固位螺絲
	基台鬆動	固位螺絲鬆動或斷了	同上
	植體鬆動	鬆動或折斷	取出植體

第五章

植牙該怎麼照顧

植牙後必練的保養功法

　　就像任何功德圓滿故事，有大家所期待的美好結局、從此主人翁都能夠過著幸福快樂的日子......植完牙後，是不是也能夠從此就過著想吃就吃的無憂無慮的日子？每位植牙醫師所被賦予的使命與任務便是如此，當把假牙植入口腔內，是希望在患者的照顧、牙醫的協助之下，能夠獲得可好好使用長久的植牙。可是事與願違，不是所有的植牙都能夠陪主人走到最後的日子。

植完牙不照顧，三個月內就會出問題

　　根據研究，植牙在不理想的照顧下，最快可能在三個月內就出了問題！前提是，植牙一旦完成，如果

適應期過了，能夠開始有正常的咀嚼，當然有些植牙也許連這一關都沒辦法進入考核；但是若植完牙，都一直沒有辦法達到正常的咀嚼，有必要跟植牙的醫師討論。但如果說植牙後使用了一段時間才出問題，這問題要怎麼樣來界定？是誰的問題？因為每個當事人照顧植牙的心態都不一樣。

我用防微杜漸的觀念、預防的角度，再次提醒每位接受植牙的朋友：

不要以為植牙是身外之物，錯了！

植牙一種植進牙床、齒槽骨，便與身上血液循環系統一起互動，不是單是口內之物，跟放在嘴巴裡的活動假牙隨時可以拿出來，或是像固定式假牙，要拆的時候還可以拆得下來，植牙是侵入性手術，跟身體健康要有非常親密的結合，這些都意味著必須對植牙賦予極大的關注。

如果植完牙，發現刷牙時會出血、有溢膿現象，都請找牙醫師做診治；有時牙齦邊緣有一點白白的狀況不見得是溢膿，可能是牙菌斑或者是食物的殘渣，不需要過度的驚慌。

植牙的正確使用

植牙應該能夠自然而然的取代自然牙的咀嚼，特別是剛拔完牙不到半年就可以做重建的話，基本上能夠很快的適應，如果是拔牙後失牙比較久，就要花比較多時間，因為鄰近跟對咬牙環境的改變，或者是因為肌肉的協調性都需要一點時間來適應。當然最好的建議，是一開始就能用暫時假牙來做適應的過程。

在正式假牙做好之前，暫時性假牙可以做調整，在高度上可以加減，在型態上跟舌頭的關係、跟臉頰的平衡，也可以再做一些增減，所以最好能利用暫時假牙來調適，因為等裝上正式假牙再調整就比較不容易。主要是植牙並不像自然牙有所謂的懸吊系統，突然一下子咬到飲食中夾雜的骨頭或小石子等硬物的危險是比較大的，建議以先有自然牙的位置來做咀嚼，

然後過濾不必要的意外後，讓咀嚼功能適應上能達到跟自然牙很接近、能在不經意的咬到硬東西時，避免造成植牙不必要的傷害。

不能忽視的回診

一般我們植牙完成後，都會跟患者做未來回診規劃，剛開始都是以三個月來做追蹤。第一年，我們希望觀察幾期的三個月時間，如果狀況大致上都穩定，會建議拉長到半年，半年也穩定的話，再兩年之後，會進行一年期的追蹤，有些患者就自此可以自己照顧了。

但最重要的是，希望患者都能夠在 3-6 個月中間，以不超過一年的回診追蹤是最理想，希望別等到不舒服時，或問題拖到不能再拖時，才找醫師搶救，這是很重要的定期追蹤保養的觀念。有時候植牙產生問題不見得能夠完全在知覺性上做得到，以防微杜漸的角度來說，都希望平均要有 6 個月一次的追蹤，如果是常有一些小困擾，就會進入 3 個月一次的追蹤。

約診通常是以兩倍或者二分之一的約診法來保持

植牙維護的穩定，譬如本來是三個月穩定後就改成六個月，再穩定通常超過兩年，就再改成一年來追蹤保養。如果出了問題，就會把原來的約診時間降低一半，例如三個月就變六個禮拜，半年就變三個月，以這樣的追蹤時間來做為捕捉下一次產生問題中間所需要的時間。希望最好是在問題發生之前，就進入到追蹤保養的回診時間裡，不要等問題先發生了，那約診永遠追不上發生時間的重要契機。

　　整個回診的計畫非常重要，而且需要醫師跟患者一起來共同完成，不單純只是患者的責任或醫師的責任，一般來說，及早發現譬如出血、出膿、不舒適或疼痛、容易塞牙縫等等問題，就有必要做檢查，希望能夠以快速檢查的方式，來保養植牙術後的問題。這也考驗到醫師的耐心以及有沒有用心來針對患者的植牙問題，給予適當的處置。

植牙的清潔

　　口腔清潔產品大家常用到的包括牙刷、電動牙刷、牙線、牙間刷、沖牙機、不同功能的牙膏、漱口水，這些不同口腔衛生產品使用的差異性，對植牙患者來說，須有更清楚的了解。

牙刷

　　牙刷選用少排數，最多 3 排、且刷頭較小的，可以較深入到後排牙齒與接近牙齒與齒肉交界的部分；牙刷主要負責植牙咬合面、外側及內側的清潔。

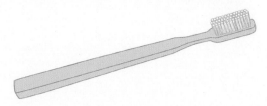

牙線棒

負責牙與牙之間的接觸點。

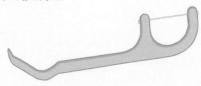

齒間刷

　負責縫隙，依大小選擇合適粗細，千萬不要很小
的縫用較粗的刷頭，以免不適甚至受傷。

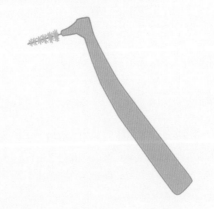

尾束毛牙刷

負責較難掌握的地方，如最後一顆牙最後方或後牙內側的清潔。

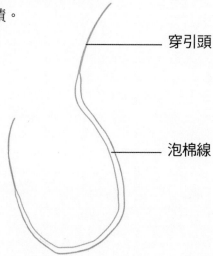

超級牙線

穿引端材質較硬，可穿入較難進的牙縫、橋體底部、較長距離的活動贗復體底部，泡棉段可增家清潔時的接觸面積。

穿引頭

泡棉線

▼ 超級牙線穿引器，穿引端的牙線使用

　　將一般牙線繞過穿引器的環，利用穿引器較硬特性，可將超級牙線帶入一般牙線或牙間刷無法清潔到的緊密牙區，如橋的得橋底。使用穿引器的牙線或超級牙線，穿過植牙牙橋做清潔，確實能從植牙的邊緣，沿著橋體邊緣到另一顆植牙的邊緣，做刮除的動做，但切勿過度用力以免傷到牙肉。

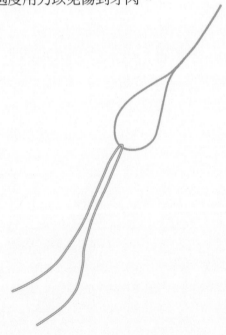

植牙的清潔方法

-1-

植牙重點清潔部位

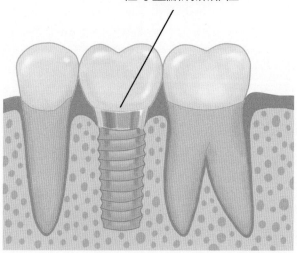

-2-

齒頸的部位，一定要用超級牙線或齒間刷清潔乾淨。

植牙橋體，齒頸的部位一定要用牙線清潔乾淨，這是牙菌斑最容易堆積的地方。

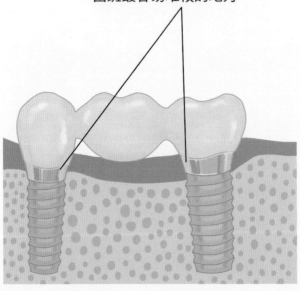

-3-

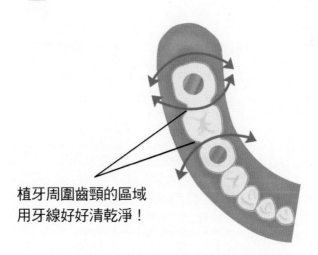

植牙周圍齒頸的區域
用牙線好好清乾淨！

-4-

刷毛與牙齒咬合面約成45度角微
微插入牙肉，牙肉下的食物殘渣或
牙菌斑才易被清潔到，輕輕刷。

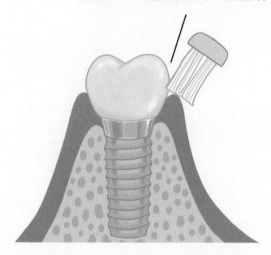

-5-

齒間刷主要就是齒縫的清潔，
縫隙越小使用越小刷頭的牙間
刷清潔，於齒縫先輕鬆進再拉
出來回數次進行清潔。

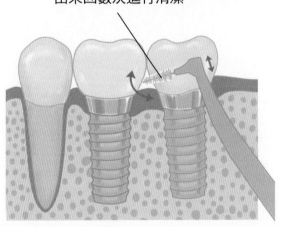

-6-

齒間刷的刷毛形狀設計，從錐狀改良為類似橄欖球形狀，能對植牙的牙冠與牙肉交接處清節做得更好。

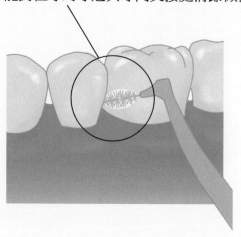

-7-

　　若牙齦有萎縮或缺陷露出了縫隙，縫隙大使用較大刷頭的齒間刷。

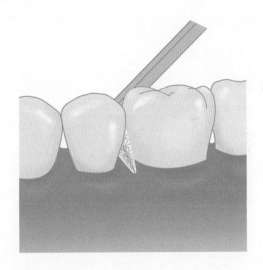

-8-

　　牙線先平順過縫隙後，再回拉於齒縫來回數次進出進行清潔，切記勿傷害牙肉乳突。

　　使用牙線或超級牙線時，主要
　　清潔齒頸到兩齒交界的區域。

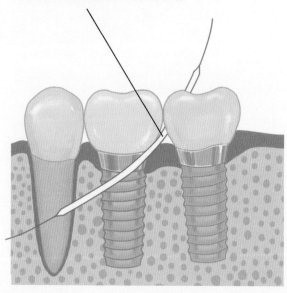

-9-

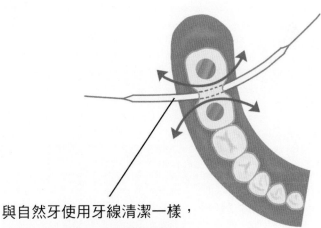

與自然牙使用牙線清潔一樣，
植牙使用牙線或超級牙線時，
也要與齒間兩側的牙呈現C字
清潔，徹底刮除牙菌斑。

▼ 超級牙線的使用

-1-

牙線或超級牙線，主要是清潔牙橋齒頸到兩牙交
界區域。

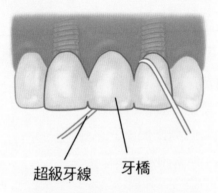

超級牙線　　　牙橋

-2-

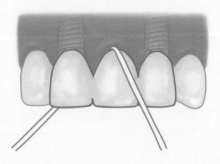

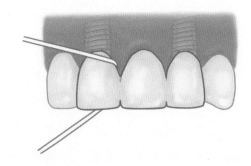

-3-

　　萬一超級牙線的線頭，還是不夠硬到可以在這樣
狹窄的空間穿出來，就要用更硬一點的牙線穿引器，
要把一般的牙線穿進一個像是針的尾端、比較放大的
針孔，然後讓這個線穿在後端，然後尖端再穿越過假
牙與人工牙肉與自然牙肉中間的縫隙，到另外一側後
拉出來左右上下拉動來完成清潔。

　　縫隙大的部分，可以用齒間刷來清潔比較容易，
但是縫隙一旦大到需要用齒間刷，塞牙縫的現象會比
較明顯，所以食物在咀嚼完後，假的牙齦肉位置在清
潔上會比較費勁，必須要及時處理，譬如一吃完就開
始漱口，然後隨身攜帶牙間刷馬上做清潔，對有假牙

齦肉的人而言，希望每一天最起碼用一次牙線。

假牙齦肉的清潔

假牙齦肉也是造成在未來維護上，比起一般傳統的清潔，要有些比較費勁的過程，通常需要醫師與患者事先做好充分討論與決定設計方向。在清潔方面要特別的指導，因為假牙肉的清潔，不屬於我們之前所提到的自我清潔的環境裡；基本上一般吃完東西有可能會塞牙縫，如果不塞，表示早期組織上的附著度是很好，在清潔上就比較簡易，只要用牙線來做清潔就行。

正常狀況一天用牙線來清潔一次，牙線的選用上，是用超級牙線，一端剛好是比較硬的穿引線頭可以穿過假牙下面，以至於能夠從頰側放進去，在舌側可以拿出線頭來，然後開始用牙線前後來拉動植牙區域達到清潔的效果。

口腔衛用品針對不同族群的重要性

清潔用具		一般民眾	植牙患者	牙周病患
牙刷		★★	★★	★★
電動牙刷		★	★★	★
牙線		★★	★★	★★ 接觸點
牙間刷		N	★★	★★ 縫隙間
牙膏	防蛀	☆☆	☆☆	☆
	抗敏	☆	☆☆	☆
	抗菌	☆	☆☆	★
漱口水	防蛀	☆	☆	N
	抗敏	☆	☆☆	N
	抗菌	☆☆	☆☆	★
沖牙機		☆	★★	☆☆

★★／主要／不可或缺

★／次要／可取代主要工具

☆☆／主要輔助／有助益

☆／次要輔助／梢有助益

N／不須要使用

後記

健康口腔，有益延長健康壽命

高齡社會新警覺
當口腔機能老化之後

　　我想在這邊導入日本「健康壽命」的概念。

　　所謂的「健康壽命」指的是在沒有健康問題、日常生活可自理的狀態下，活著的歲數。與其關注平均壽命，延長健康壽命、縮短與平均壽命差距，維持老年的生活品質，才是面臨高齡化社會到來真正重要的課題。

口腔機能相關器官的老化現象

　　隨著年齡增長、肌肉衰退、牙齒喪失使咬合力減弱、臼齒咬合面磨損或喪失、口腔容積變小、限制了舌頭的活動空間，吞嚥動做變得花時費力。肌肉退化、

咀嚼能力日漸低下，改變了脂肪構造，表情肌下垂，口腔出現老化的現象。對於面臨這些複雜症狀的中高齡人口，用口唇支撐的活動假牙，是否讓老化造成的問題變得更加複雜了呢？

以假牙做為治療的優先選項時，要留意假牙是否合適。裝戴不合適的假牙，經常伴隨著骨頭流失的現象，而骨頭流失又將加速口腔內的老化。

不良假牙對支撐掛鉤的牙齒也會造成負擔，甚至導致掉牙，使假牙的固定變得難上加難。當上述情形持續發生時，肌肉也會受到影響，咀嚼能力低下、顏面肌肉下垂、表情等各種退化也隨之發生。因此不僅只是保存牙齒，也需要將拔牙後的骨頭保存，考慮到治療計畫中。

牙齒與失智症風險

據研究指出，沒有牙齒的人得到失智症的風險會增加 1.9 倍，因為牙周病產生的發炎性物質可能直接影響腦部，再加上咀嚼功能低落，進而導致腦部認知機

能低下。

　　日本的岡山大學森田學教授團隊用老鼠做了實驗，研究咬合與阿茲海默症的關係，發現不當咬合的人，腦內易堆積造成阿茲海默症的 amyloid β。最近也有其他研究證實：無法咀嚼，是阿茲海默症的致病因子之一。咀嚼有助於減少過量的自由基，而過量的自由基又和糖尿病、動脈硬化、高血壓等生活習慣疾病及老化有關，所以也可以說，咀嚼能預防及改善失智症狀。

喪失牙齒對姿勢維持造成負擔

　　下顎骨是垂吊在頭蓋骨上，維持平衡的部位。隨著年紀增長，臼齒喪失所引起的下顎肌肉群收縮，會導致頭部前傾，造成姿勢維持上的負擔。咀嚼肌在姿勢維持上佔了很重要的角色，全身肌肉與咀嚼肌的協調，使牙齒可以正確咬合，若無法充分咀嚼，有時候會對姿勢造成影響。

唾液分泌減少關係著味覺障礙、口乾症

　　老化讓唾液分泌量減少，如果再加上唾液腺受到

假牙的壓迫，唾液分泌將變得更加困難。唾液分泌減少除了造成口乾症狀外，還會影響食物消化，進食時也容易噎著，較不易感覺出味道。而這些症狀，又會進一步影響到假牙，對唾液腺再形成壓迫。

咀嚼有預防肥胖的效果

咀嚼可減少刺激食慾的荷爾蒙分泌，減緩胃中食物排出速度，因而得到飽足感。所以，咀嚼次數多的話，能減少熱量攝取，預防肥胖。

提升口腔機能，減少吸入性肺炎的發生

吸入性肺炎是造成老年人口死亡的主要原因，通常我們一天有 600 次以上吞嚥唾液的動做，如果沒有上下牙齒咬合、肌肉群運動的合做，就無法順利完成吞嚥，因此沒有牙齒的人較容易發生吸入性肺炎。長期固定的植牙，搭配口腔周圍肌肉訓練，除能有效預防吸入性肺炎的發生，降低老人死亡率外，也能改善咀嚼功能，維持生活品質。

口腔健康，攸關高齡者的生活品質

維持口腔健康對於減少失智症、吸入性肺炎、骨折等的發生顯得格外重要，日本政府對此議題也相當關心，於 2011 年，便已制訂了口腔保健相關的法律，內容從預防牙科疾病、口腔保健、推動國民定期牙科檢查，到身心障礙者及需要照護的高齡者，也能定期接受牙科檢查治療等等。

身為牙醫的思考

如今比起過去，我認為更需要去思考，那些高年齡層患者的治療方式及其多樣性。雖說活動假牙是傳統治療選項之一，但如果假牙不合適，不僅會造成牙齒搖動、骨頭流失，嚴重還可能導致掉牙，最後連假牙都無法裝戴。對期望恢復咀嚼及改善口腔肌肉機能的老人家而言，植牙才是解決問題的第一選項。隨著時代變遷，我認為牙科醫師也應在治療型態上有所改變，思考如何埋入最少植牙，以幫老年人達到最大的口腔機能效果。

　　在壽命還不長的時代，失去牙齒的同時，也意味著人生走到了尾端。然而如今高齡社會到來，許多牙科的高齡患者，也能透過植牙治療配合口腔周圍肌肉訓練，恢復了咀嚼能力，頸部肌肉回到正常姿勢，也改善了美觀上的問題。所以，千萬別以為年紀大了，就對牙科的疾病放棄治療，找到對的牙科醫師，真的可以幫忙延長健康壽命、讓老人家擁有頤養天年生活的好品質！

國家圖書館出版品預行編目（CIP）資料

聰明植牙不後悔 / 林保瑩作.·· 初版. ··
臺北市：大塊文化, 2015.11
　面；　公分·· (care ; 39)
　ISBN 978-986-213-659-1（平裝）

　1.牙科植體

416.955　　　　　　　　　　　104020951

CARE

Good Care ,
Good Living

CARE
Good Care ,
Good Living

CARE

Good Care ,
Good Living

CARE
Good Care ,
Good Living